往診屋

地域の患者の人生を診る365日

渡部 豪
WATANABE TAKESHI

幻冬舎MC

往診屋

地域の患者の人生を診る３６５日

はじめに

私は往診医として、日々患者の家を回り、診療することを生業《なりわい》としている。その日に訪問する患者の家は、朝診療所を出発する前から決まっている。だが、最初から最後まで予定どおりに回れることはほとんどない。

ある日のお昼前、訪問診療に出かけていた私のスマートフォンに診療所から連絡が入った。脳梗塞の既往がある80代女性からの往診依頼があったという。彼女は時々めまい発作などのために、往診の依頼をしてきた。

しかし、この日具合が悪かったのは彼女の義娘だった。朝からめまいと嘔吐の症状があり、起き上がれない。まだ50代という義娘の年齢を考えると、重大な病気が隠れている恐れもあり、私は急いで女性の家に向かった。

到着すると、義娘はしんどそうに床に就いていた。意識はしっかりしていて気道も確保されているが、呼吸はやや速い。脈拍も遅く、ST-T波形に異常が見られ、房室ブロックの可能性が考えられた。

すぐに地域の基幹病院に連絡し、循環器科の医師に取り次いでもらう。救急車を待つ間に不安がる患者に状況を説明し、点滴をしながら、搬送中に使う可能性のある薬剤を持って、私も同伴のうえで救急搬送した。

その日の午後は忙しくなった。午前中に定期で予定していた訪問診療が1件残っており、救急搬送に伴って午後のスタートも遅れたからだ。夕方5時、ようやく予定の訪問を終えた。

予定していた訪問診療の合間に急患の往診依頼が入り、臨機応変に順番を変えながら患者の家を訪ね、診療を行う。これが往診医としての私の典型的な1日である。

私が徳島県吉野川市で「よしのがわ往診診療所」という診療所を開いて、10年目になる。この診療所ではほとんど外来診療をしていない。地域医師会で行っている在宅当番医にあたっている日と新型コロナウイルス感染症などによる感染が疑われる人の発熱外来では外来診療を行っているが、そのほかはほとんど診療所の外に出て仕事をしており、朝から外出して昼前に帰り、昼すぎにまた出て行って夕方に帰ってくる。診療所の滞在時間は極めて短い。

多いときだと午前に10件、午後も10件程度、訪問診療の予定が入っている。さらに、急な往診依頼が１日１件はほぼ必ずあり、多いと5件入る日もある。訪問診療で診ている人の状態が悪化したために往診することが多いが、時折まったく初診の人からの依頼も入ってくる。

私たちは、自宅の冷蔵庫や洗濯機が壊れたとき、自分でそれを店に持ち込んで修理してもらうことはない。機械が重くて動かせないからだ。だから、電気屋さんに頼んで修理に来てもらう。水道管の調子が悪ければ、水道屋さんに依頼する。私が考える往診医のあり方もこれに似ている。

私は最近、ある人に、病気等で自宅から動けない人から依頼があれば、こちらから行って治療している、患者が動けないから医者が行かなければならないのはある意味当たり前だと思うという話をした。すると、その人は「往診屋をやっているんですね」と返してきた。

最初は驚いた。医療は商売ではない、と軽い反発心もあった。しかし、「往診屋」に見えるということは、私の生業が地域社会に溶け込んでいるようでもあり、必ずしも悪い気がしなかった。

そういうわけで、この本のタイトルは「往診屋」になった。この本を通じ、在宅医療の現実と課題を多くの人に知っていただきたいと思う。そして、私の開設した診療所の名称にある「往診」とは何なのか、日本の医療の未来はどうあるべきなのか、一緒に考えていただければ幸いである。

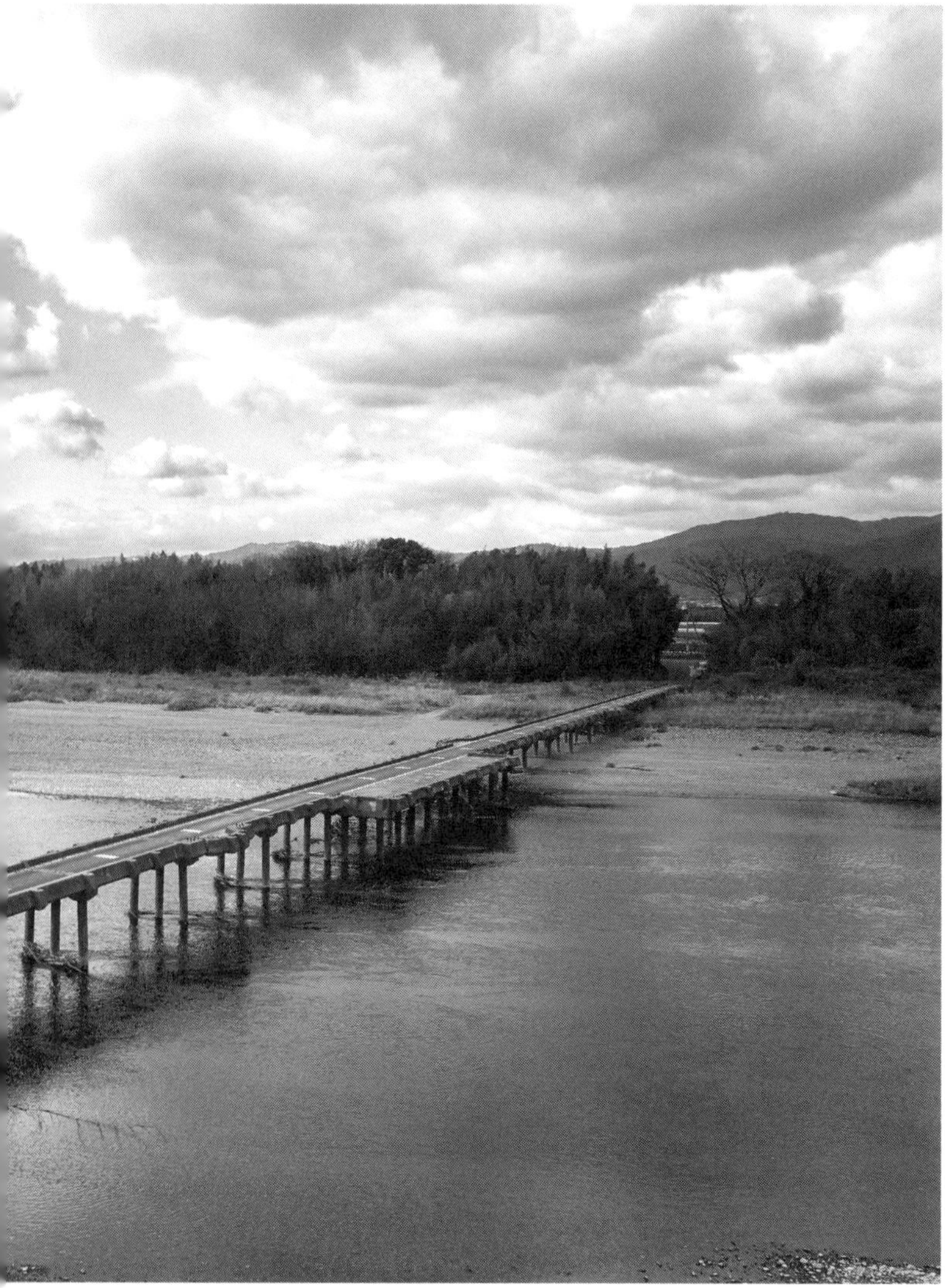

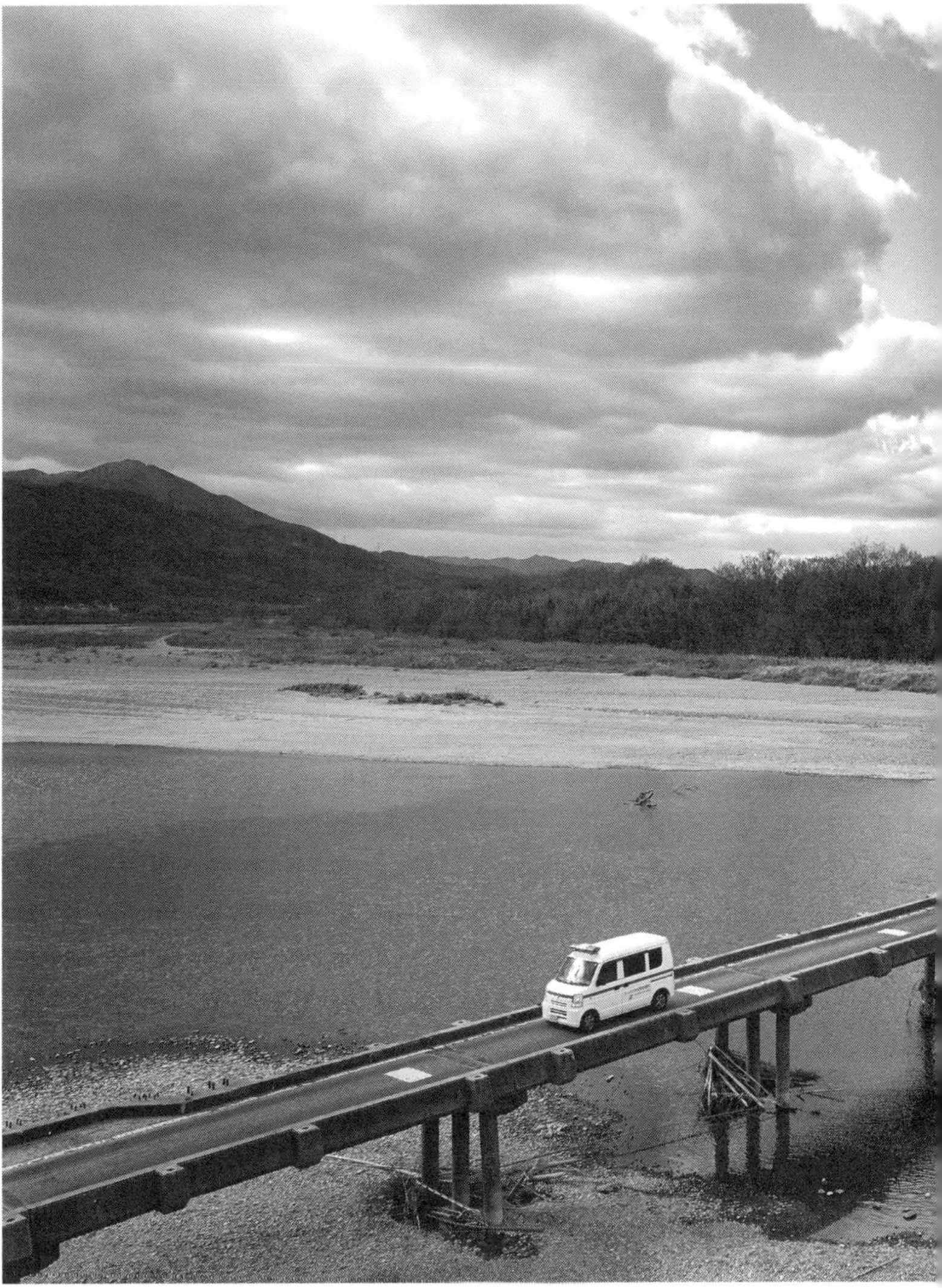

目次

第2章　救急から緩和医療まで　地域医療のすべてを担う――往診屋の日常

第3章

在宅医療現場での逡巡
往診屋にとっての看取り

第4章　専門外の疾病への処置、重篤者を受け入れる病院情報、感染症の流行……日々学び対応し続けることが往診屋の務め

第5章 地域医療に隙間を作ってはならない――往診屋として、一人の住人として、地域を元気にする

第1章

「家で良かった」患者のその一言が力になる 職業、往診屋とは

今、求められる往診という医療

「先生、初診の方からのお電話なんですが……」

診察を終えた患者のカルテに症状を記入していると、看護師が緊迫した様子で声をかけてきた。患者は70代の男性で、軽い認知症のような症状があって引きこもり状態だという。連絡してきた家族の話によると1週間ほど具合が悪く、3日前から食事をとっていないということだった。それが今日になって気分が悪いと言い出し、急に動けなくなってしまったというのだ。

この診療所ではこれまで診たことがない患者であったが、引きこもり状態ということが気になって自宅へ駆けつけた。直接診察して症状を確認すると、右上下肢の動きが悪く、誤嚥《ごえん》もしている様子がある。

脳梗塞の疑いがあるな、そこから嚥下障害が出ているのかもしれない——緊急を要することが分かった。救急搬送の手配を看護師に指示し、病院へ行くことを嫌がる本

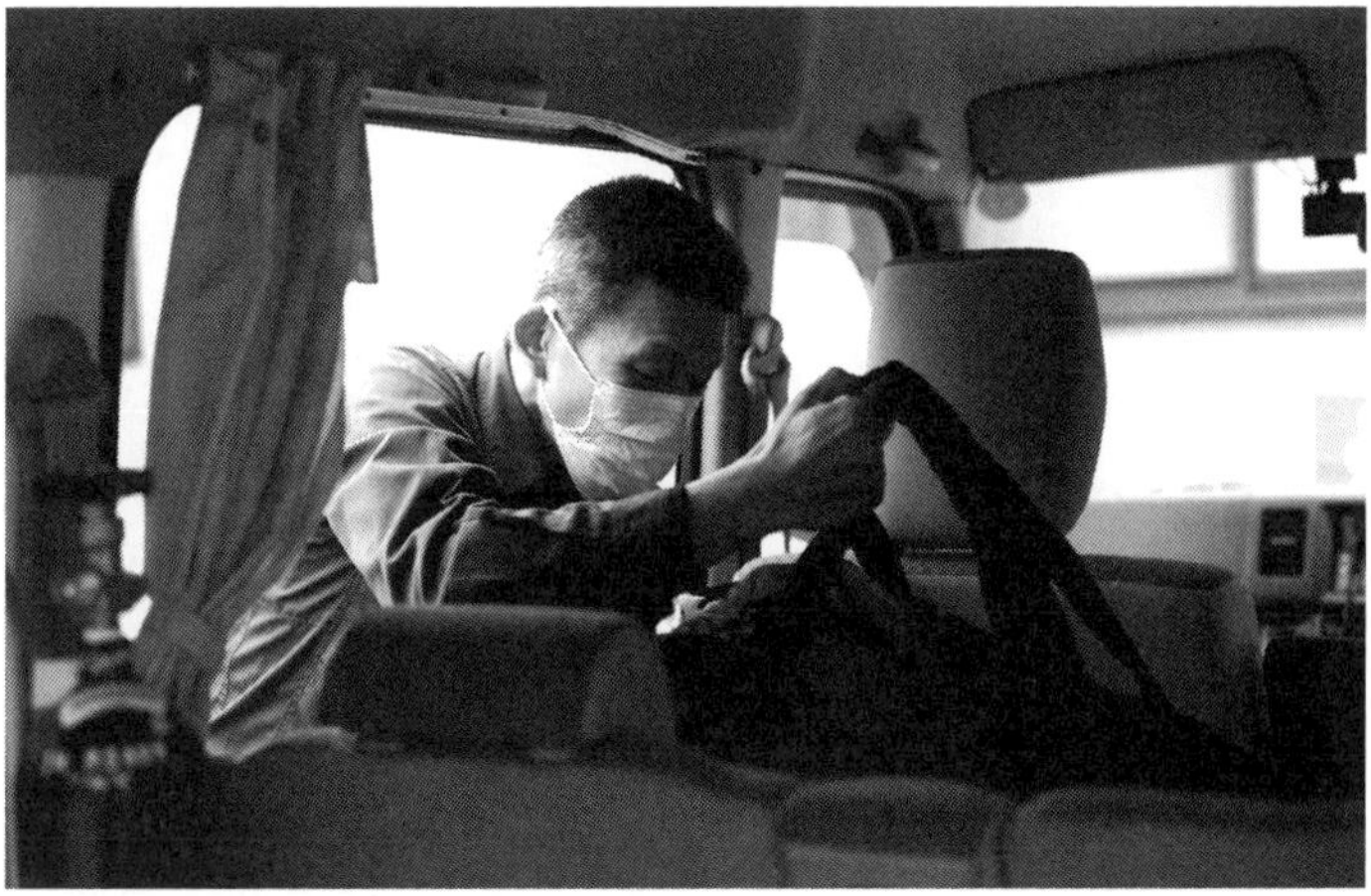

往診依頼を受け、出動

人への説得を家族にお願いする。

しかし、「病院へ行こうか？」と呼びかけても首を横に振る。家族がどう働きかけても「行きたくない」の一点張りだ。今までも病院に連れて行こうとしたが、本人が嫌がるためにできなかったらしい。特に大きな変化もなかったため先延ばしにしているうちに急に具合が悪くなり、家族も慌てて電話してきたのだという。困惑気味の家族に代わって説得を試みた。

「みんな心配していますよ。状態がすごく悪いんです、このままでは大変なことになってしまう。救急車に乗りましょう」

最初は抵抗していたものの病状を丁寧に説明すると納得をしたのか、最終的にはこの患者を救急車に乗せて病院で検査することができた。検査後、左大脳半球に脳梗塞巣が認められ、治療が開始されたと報告を受けたが、早期に治療をすることで大事には至らなかった。

この一例に限ったことではなく、深刻になるまで医療機関を受診しない人が結構いて、往診がきっかけで治療につながることが少なくない。それは決して患者が医者や病院を敬遠するということではなく、病院に行きたくても行けないというケースが多いのだ。特に都市部から離れた地域の場合、いちばん問題なのは、時間や費用の問題よりも通院手段である。高齢者だけの世帯であったり、同居の家族がいても平日日中は仕事に出ていたりする場合、医療機関の受診のタイミングを逃してしまう。

地域の中心となる病院が平日日中しか開いていないこともある。また、専門分化した今の病院だとどの診療科にかかっていいのか分からないという問題もある。基幹となるような病院であれば、診療情報提供書（紹介状）を求められるのも受診のハードルを上げている。さらにコロナ禍にあっては、発熱はもちろん、咳や咽頭痛のような症状があれば医療機関に受診を断られるケースもあった。これらのさまざまな要因によって、患者が医療機関を受診できない状況が生まれている。

最近では「なんとなく具合が悪い」といったはっきりしない往診依頼で行ってみると、実は新型コロナウイルス感染症だったということが何度もあった。病院に行けないからと放置しておけば、重症化して救える命が救えなかった可能性がある。

日本の医療は、重症患者や外来診療に通える患者に対してはシステムが整えられている。一方で、救急搬送するほどではないが具合が悪い患者、なかでも独居の高齢者や老老介護などの理由で通院ができない人たちは、医療機関にかかるハードルが高くなってしまっている。症状が軽い段階で診てもらわなかったために病状が進行し、最終的に救急搬送されるというケースがあとを絶たない。タイミングを逸して最悪な状況になるまでなすすべもなく家で過ごしている人が多い。

例えば、元気なときは都市部にある急性期病院へ車や電車などで通院できた人も、高齢になるとそれが難しくなる。なんとか通院が継続できても、交通の便の良くない地方では、都市部へ出かけていくだけでも大変だ。さらに病院に着いても2、3時間待たされようやく検査をして、数分の診察を受けて帰る。これを繰り返している高齢者たちを見ていると、病院に行くことで命を削っているようにさえ感じることがある。そのうえコロナ禍が原因で、公共交通機関を使うことをためらい、病院を受診する不安を感じて通院を諦めるなどこれまでになかったケースも増えている。

　私たちは体調が悪くなったとき、医療機関に患者が赴くことが一般的である。また、多くの人は近くの医療機関で診察を受け、さらなる検査等が必要であれば、設備の整った基幹病院へ紹介状を書いてもらって精密検査を受けに行く。医師側も検査結果の診断をもって治療方針を決める。

　この当たり前のように続いてきたシステムから取りこぼされている人たちの多いことを、往診医となってからの10年間でさんざん思い知らされた。取り残された人と医療の隙間を埋めたい。その最適解の一つが往診だと私は考える。

訪問診療と往診の違い

患者が医療を受ける場面は、外来医療、入院医療、在宅医療の3つに分かれている。第三の医療の場として社会的ニーズが高まっている在宅医療は、自宅に医療従事者が訪問して治療することを指す。

厚生労働省が在宅医療の啓発のために作成したリーフレット「在宅医療をご存知ですか?」(図1)では、在宅医療とは「自宅等で受ける医療」と記載されている。医師だけでなく、歯科医師、薬剤師、看護師、理学療法士、作業療法士、管理栄養士等の多くの専門職種が連携してあたる。

在宅医療を求めている患者としては、病気や障がい等で通院が困難な人や、退院後も自宅などで継続的に治療を受ける人、終末期等で積極的な治療を望まない人などがいる。

医師による在宅医療は、訪問診療と往診に分かれる。「訪問診療」は通院が困難な患者のもとに計画を立てて定期的に行われるものである。一方、患者の体調が急変した際などに患者や家族からの要請に応じて行われるのが「往診」である。

在宅医療を必要とする患者に対して、基本的には定期的な訪問診療を中心に据えながら、臨時的に出向く往診を組み合わせて医療行為をすることが多い。

私の診療所では、訪問診療と往診を行い、外来診療は基本的に受け付けていない。診療時間内に診療所に私がいることはめったになく、ずっと外で診療している。外来や入院を受け付ける医療機関だと、どうしても医療機関内で対応に追われてしまい、訪問診療や往診を行えない。だから、私は訪問診療と往診に専念する診療所を開業することにしたのである。

そんな私の仕事のなかでは訪問診療が多く、訪問診療を行っている人が急に状態が悪くなったときに往診を行うパターンが大部分を占める。ただし、先に述べたように、今まで診たことのない患者、長く診ていない患者、普段はほかの医療機関にかかっている患者からの往診依頼も月に何度かあり、結果として往診件数は増加傾向にある。

図1　在宅医療のサービス内容

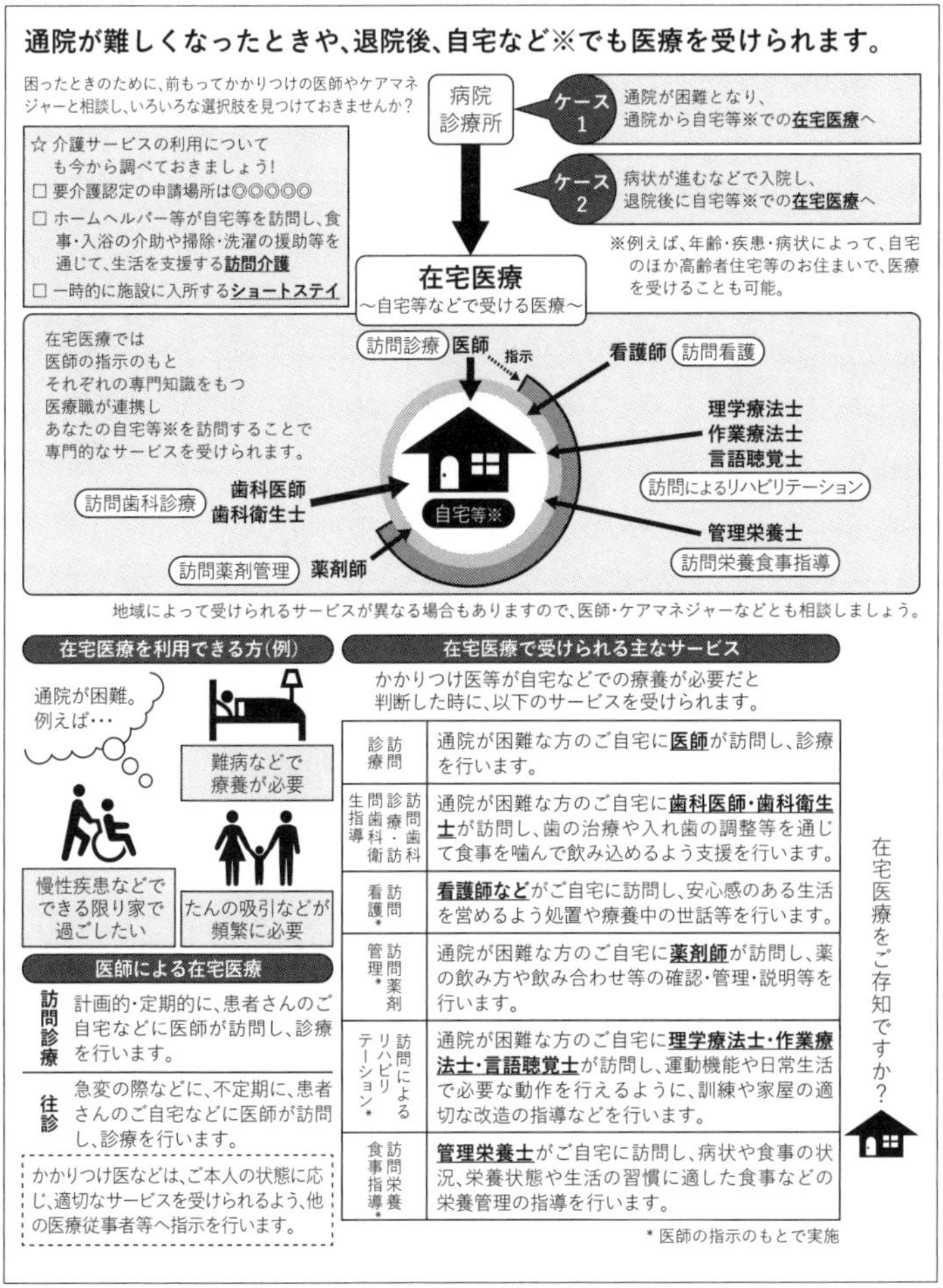

出典：厚生労働省「在宅医療をご存知ですか？」リーフレット

在宅療養支援診療所の実情

在宅医療を実施する医療機関のなかで、24時間体制で連絡を受けて、往診に対応できる医師や看護師を確保している医療機関を「在宅療養支援診療所」や「在宅療養支援病院」と呼ぶ。どちらにも共通するのは地域において在宅医療を支える窓口として、24時間３６５日連絡を取ることができ、必要に応じて往診し、他医療機関などと連携を取りながら在宅医療の主たる担い手となる。よしのがわ往診診療所は、この在宅療養支援診療所に該当する。

ちなみに、在宅療養支援診療所として認可されるには、以下の基準を満たしていることが条件となる。

・保険医療機関たる診療所であること

・当該診療所において、24時間連絡を受ける医師又は看護職員を配置し、その連絡先を文書で患家に提供していること
・当該診療所において、又は他の保険医療機関の保険医との連携により、当該診療所を中心として、患家の求めに応じて、24時間往診が可能な体制を確保し、往診担当医の氏名、担当日等を文書で患家に提供していること
・当該診療所において、又は他の保険医療機関、訪問看護ステーション等の看護職員との連携により、患家の求めに応じて、当該診療所の医師の指示に基づき、24時間訪問看護の提供が可能な体制を確保し、訪問看護の担当看護職員の氏名、担当日等を文書で患家に提供していること
・当該診療所において、又は他の保険医療機関との連携により他の保険医療機関内において、在宅療養患者の緊急入院を受け入れる体制を確保していること

・医療サービスと介護サービスとの連携を担当する介護支援専門員（ケアマネジャー）
　などと連携していること

・当該診療所における在宅看取り数を報告すること など

この基準を満たして認可を受けている診療所は全国各地に存在する。しかし、本来の機能を果たしていない診療所もあるようだ。

在宅医療を掲げながら看取りをはじめ、難病や末期がんといった難しい処置が必要な患者を診ることなく、重度ではない患者を数件受け持ち、夜間は緊急外来の電話案内を流しているようなところもある。現場の肌感覚でいうと、往診医が十分に機能している診療所は実際のところまだまだ少ない。

だからこそ、患者や家族とともに在宅で診る仲間を増やしたい。それが私の本音だ。真剣に在宅医療に取り組んでくれる仲間が増えていくことを願っている。そのためには、自分のこれまでの経験や往診医としての取り組みをオープンにして、本来の在宅医療

図２　地域包括ケアシステムの姿

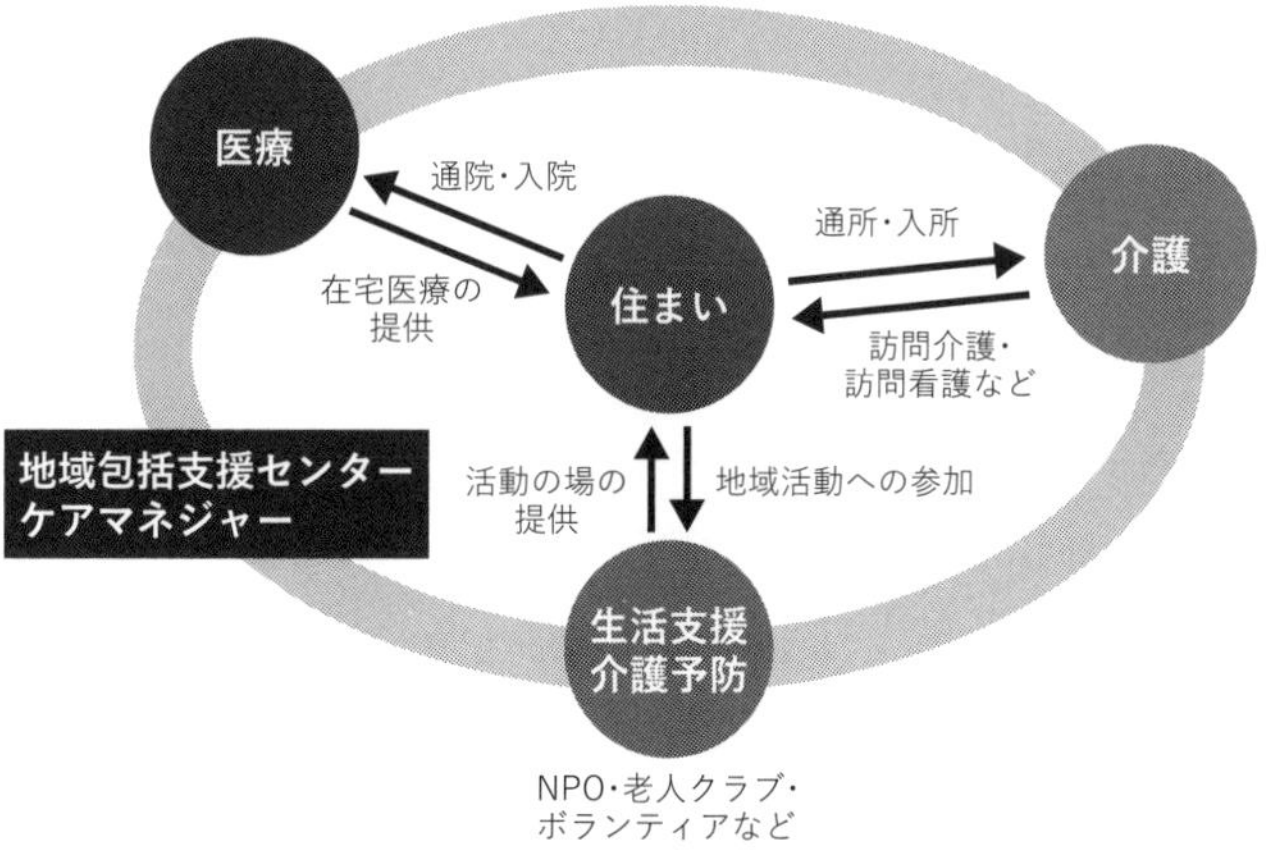

出典：ツクイ「地域包括ケアシステム・地域包括支援センターってなに？」

のあり方を医療従事者や行政、さらには人々にもっと周知していきたい。

近年では、高齢者の増加によって病院や施設での医療や介護の需要が急増しており、それに伴って増加する医療費削減のために、国としては在宅医療への積極的な移行を進めている。その取り組みの一つとして団塊の世代が75歳以上になる２０２５年を目途に、「地域包括ケアシステム」（図２）という仕組みを整えてきた。

これは簡単にいえば、高齢者が住

み慣れた地域で最後まで自分らしく過ごすことができるように地域内で助け合う体制のことだ。そのために医療、介護、介護予防や生活支援などが一体的に提供され、医療の担い手を病院から地域社会全体へとシフトすべく、診療報酬を「在宅診療」分野へ手厚くしたり、在宅診療所や訪問看護ステーションを増設したりと国を挙げて努力をしてきた。

　にもかかわらず思うように普及が進んでいない。厚生労働省が公表している「人口動態統計」によると、２０２１年に亡くなった場所の割合で最も多いのは「病院」で65・9％、続いて「自宅」が17・2％、「老人ホーム」が10％となっている。この２０２１年度は新型コロナウイルス感染症拡大の影響により、自宅で亡くなった人の割合が若干高くなったとみられ、それ以外の年では自宅で亡くなった人の割合は、２０００年以降13％前後で推移してきた。

　一方で、日本財団の調査結果（図３）によると自宅で最期を迎えたい人は約６割いるという。つまり、住み慣れた我が家で最期を迎えることを希望する人は多いが、実

図３　人生の最期を迎えたい場所

**Q　あなたは、死期が迫っていると分かったときに、人生の最期をどこで迎えたいですか。
一番望ましい場所／67歳〜81歳の当事者**

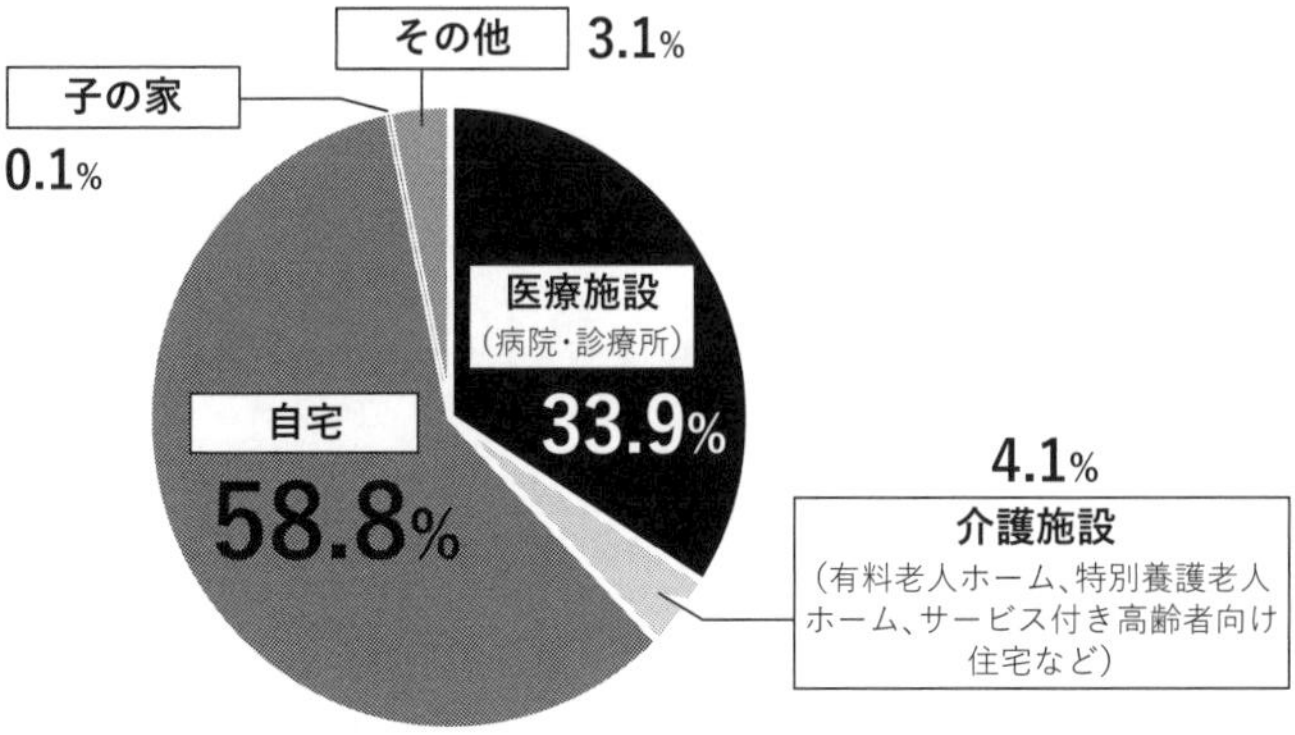

出典：日本財団「人生の最期の迎え方に関する全国調査結果」(2021年)

際にはその望みが叶う人はごくわずかしかいないということだ。

超高齢社会にあって、日本の在宅医療の実態は、表面的な医療機関の数は増えてはいるものの、手間のかかる在宅医療をする診療所は少なく、まだまだ提供している医療の質は十分とはいえない。希望するすべての人が自宅での医療を選べるように医師だけでなく介護なども含めた地域ごとの体制をつくり上げていくことが喫緊の課題だろう。

今の往診、昔ながらの往診

往診を含む在宅医療という言葉は、徐々に世間でも注目を浴び始めているものの、現状、医療従事者ですらしっかりとした知識を備えている者は多くない。

ひと昔前は、近所のかかりつけ医が、自宅にいるおじいちゃんやおばあちゃんの具合を診るために往診に来ていたイメージがあるだろう。昭和のホームドラマなどでも、白衣に大きい往診鞄、首に聴診器をぶらさげた医師が家に訪ねてくる場面をよく見かけた。実際、日本の戦前の医療システムでは往診が一般的であった。昭和初期までは多くの人が往診を利用しており、在宅で最期を迎えていた。厚生労働省の人口動態調査（図4）で死亡場所の推移をみると、1976年までは自宅での死亡数のほうが施設内（病院や診療所など）での死亡数を上回っていたのが分かる。体調が悪いときになんでも相談できる身近な存在としてかかりつけ医がいて、長らく地域の診療所がその役割を担った医療機関として機能していた。

図４　死亡場所の推移

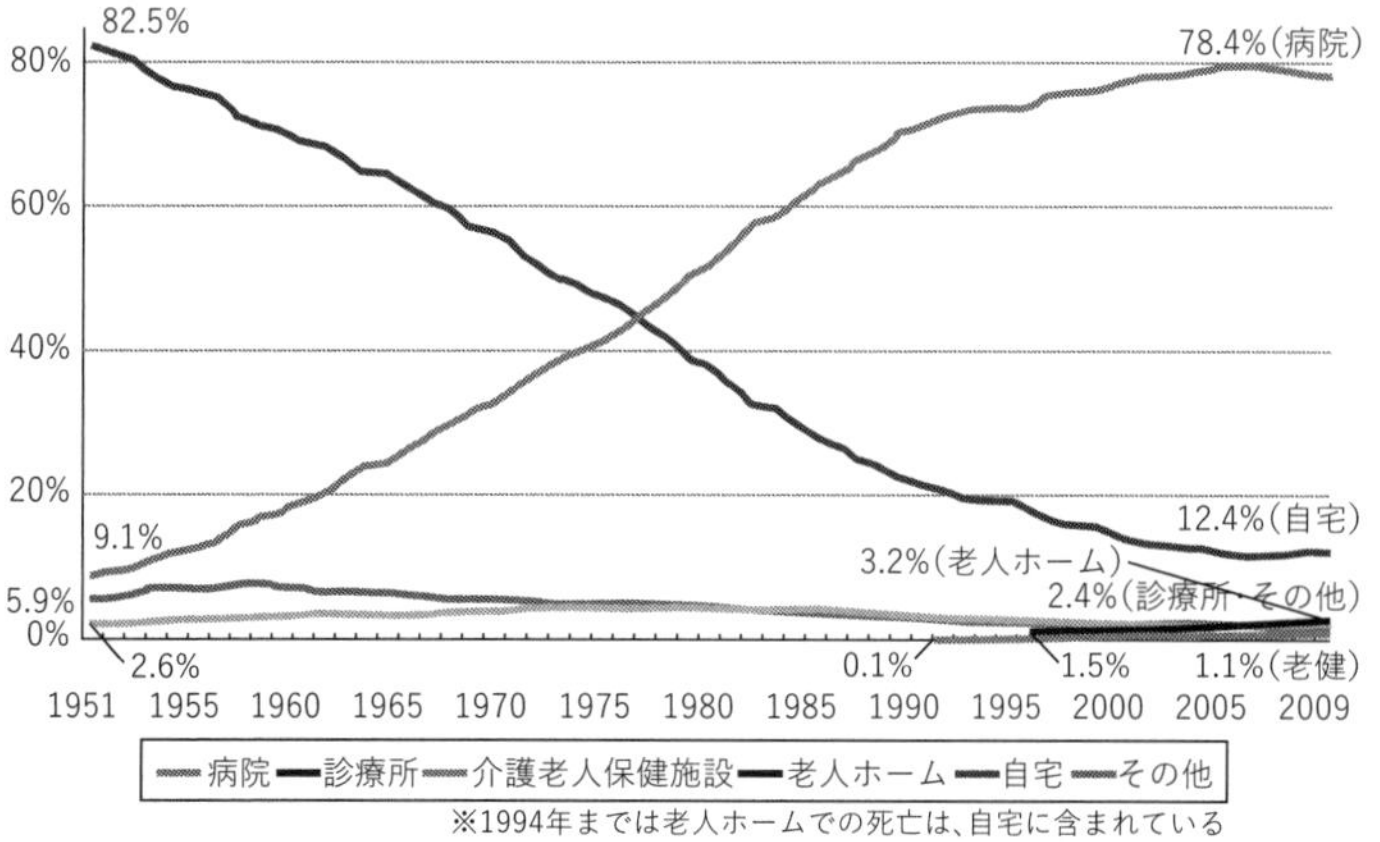

※1994年までは老人ホームでの死亡は、自宅に含まれている

出典：厚生労働省　令和4年「人口動態調査」

しかし、公的医療保険制度の導入や病気の多様化などにより、医療機関における入院や外来が急増し、いつしか病気になれば病院や診療所に行って診療を受けるのが当たり前になった。こうして自宅で患者を診る往診は、医療の傍流へと追いやられていった。

そんな往診に変化が訪れたのが、１９８６年頃のことだ。定期的に患者を訪問する訪問診療という医療体制が本格的に検討され始め、自宅における医療提供は訪問診療と往診の二本柱から成るとされた。

厚生労働省のリーフレットなどを見ても、現在の日本の在宅医療は訪問診療を重視しているように見える。しかし、急な病態の変化等があったときに患者や家族の要請に応じる「往診」は、重要な医療提供手段である。在宅医療は24時間３６５日対応できることを目指すべきということを考えても、決して軽んじられるものではない。

この往診を充実させるには、単に往診医が増えて頑張ればよいわけではなく、行政の関与が必要だ。在宅療養支援診療所の厳格化、支援診療所の連携の強化など手を打つべき対策は多い。

私の場合は、私が以前勤務していたさくら診療所とホウエツ病院という2つの医療機関に今も研鑽《けんさん》のために籍をおいており、外来診療も担当している。その関係で両機関に24時間体制で精査や必要時の入院を受けてもらうというバックアップをしてもらっているために、往診医としての活動が可能になっている。

さらには毎週のように救急車での緊急搬送を受けてくれる基幹病院の存在も大きい。在宅医療として往診をしっかりと成り立たせるためには、各機関との連携が欠かせず、行政の面からも体制構築に向けた支援が望まれる。

往診にハードルを感じる医師たち

往診の需要が高いことは、医師のなかでもあまり知られていないのではないだろうか。往診医と聞いて、聴診器一本で「おじいちゃん、調子はどうですか？」と尋ねるようなイメージをもっている医師も少なくない。

在宅医療を行う在宅療養支援診療所は、24時間３６５日対応可能という要件になっている。それだけを聞くと、昼夜を問わず年中無休で救急隊のような出動を繰り返しているように思えるかもしれない。加えて、往診が突発的な対応を求められることで、医師側からしてもハードルが高いととらえられているように思う。だが、必ずしもそうではない。

この10年間に何人かが往診医になりたいと私のもとに見学に来たことがある。一人は、救急指定病院で働く救命救急の現場をよく知っている人だった。ひととおり見学した彼に「往診医という仕事は面白いと思いませんか」と問いかけたとき、「いえ……、救急の現場よりも怖いと感じました。僕にはできそうもありません」と言って帰っていった。

医療現場をホームとアウェイに分けるとすれば、在宅医療現場はアウェイだ。どんなに厳しい救急の場であっても病院の中は医師にとって絶対的なホームだ。いざというときはほかの医療スタッフに頼ることができ、医療機器もそろっている。素早く専門医につなぐこともできる。

一方、往診はコンピュータ断層撮影（ＣＴ）等の高度な医療機器がない患者の自宅で行う。守ってくれるものがない、何があるか分からないという状態だ。日本の多くの医療者は、検査がすぐにできる環境に慣れてしまっているから、検査ができないだけでも怖いと感じるだろう。

しかし、日本の救急現場はあまりにもすぐに検査に進もうとして、大事なことを忘れがちである。救急の基本は、救急のＡＢＣＤ（A:Airway気道、B:Breathing呼吸、C:Circulation循環、D: Disability of CNS中枢神経の障害）とバイタルサインを初期評価して、丁寧に問診をとり、身体所見をとるということのはずだ。しかし、それをせずにすぐにＣＴや血液検査に走ることが、私も含めて多くなっているのではないだろうか。在宅での救急はそうした大切な基礎を思い出させてくれる。

そして、往診の場では、患者自身や家族、看護師、介護スタッフ、時には近所の人までが診断のヒントを与えてくれる。バックアップにあたる医療機関や地域の基幹病院も受け入れの相談に乗ってくれる。その場で急ごしらえのチームができ、決して一人で何もかもをしなければならないわけではないのだ。

だから、往診の場をむやみに怖がらずに、まずはどういうものか興味を持ってもらえるとうれしいと思う。

社会を回すために必要な往診

往診は社会を回すためにも必要だと思っている。

町中では昼夜となく救急車が走っているが、往診が普及すれば本来は不要と考えられる救急搬送を減らすことができる。

あるとき病院関係者からこんな話を聞いた。60代の男性から、腰が痛くてまったく動けないということで、救急車の要請があった。筋骨格系の問題が考えられ、整形外科専門医がいて検査のできる病院に搬送された。ところが、その男性は2時間後発熱し、病院で抗原検査を行ったところ、新型コロナウイルス感染症と分かった。男性はすでに病院の中でさまざまな検査をするためにストレッチャーで動いていたため、数日後には病院と救急隊にクラスターが発生したというのである。

この話を聞いて数日後、私のところに腰が痛くて動けないという人から往診依頼があった。到着して体温を測ると38度である。まさかと思って早速抗原検査を行ったところ、新型コロナウイルス抗原陽性でそれによる関節痛と考えられた。結局その人は解熱剤で様子をみることにし、数日後には軽快した。

また、ある朝7時ごろに、救急隊から私のところに電話が入った。60歳男性がベッドから転げ落ちて動けないので、隣に住んでいる兄が救急車を要請したという。ところが、この男性は絶対救急車には乗らないと言い張ったため、困った兄が私に連絡してきたのだ。

連絡を受けて、箱バン（商用の箱型の軽自動車）の小さな救急車で患者宅に向かった。大柄な男性で無精ひげがある。あまり口を開かず、目を伏せたまま大人しいのだが、救急車のストレッチャーには絶対乗らないと言う。私は、外傷がないか慎重に診察し、少なくとも骨折などの大きな問題はなさそうだった。ひとまず鎮痛剤をおいて帰り、様子をみてもらうことにした。

この人は小学生の頃に自宅から外に出なくなり、高齢の兄だけが一定のコミュニケーションをとれる状態だった。結局、救急搬送はせずに経過をみることにしたが、その日の夕方には普通に歩いていると聞いてホッとした。外に出るのが慣れていない患者は、念のためにと入院をすると、かえって落ち着かなくなり対応が大変なことがある。また、救急搬送されても入院しなかった場合は、帰りの交通手段を確保するのにかなり苦労してしまうことが予想される。

普段診ている患者ではないが、私の住んでいるところから数km離れた家に暮らす、90歳を超えた患者の話もある。その男性は老衰がかなり進行し、食事もほとんどできなくなって1カ月程度経っていたらしい。ある夜、その家族から私の診療所に電話がかかってきた。呼吸の仕方がおかしいことに気付いたが、かかりつけの医療機関に連絡したところ、医師が体調不良で動けないと言われたらしい。私は男性の自宅が診療所から離れていることなどから迷ったが、行ってみることにした。

到着すると、痩せた男性が目を見開いている。呼吸は、早い呼吸と無呼吸の繰り返し。いわゆるチェーンストークス呼吸といわれる状態だ。家族からこれまでの経過を教えてもらうと、悪性腫瘍の指摘も以前受けていたらしい。夜で体調不良のところ申し訳ないと思ったが、かかりつけの医師に電話させてもらった。幸いにも医師は電話に出て、丁寧にこれまでの経過を教えてくれて、こちらが死亡診断を行うことも了承してくれた。往診到着から約30分後、この患者は息を引き取った。

もし、私が行かなかったらどうなっただろうかと考える。やむを得ず救急車を要請したとしたら、救急車内で呼吸が停止する可能性もある。そうなると心肺蘇生等の処置が行われるだろう。状態からみて心肺蘇生は控えるべき症例と考えられるが、救急車に一旦乗るとそういうわけにはいかない。病院は患者の命を救うために、蘇生を最優先に行う機関であるからだ。高齢で衰弱の進んだ人に心肺蘇生をすると、肋骨や胸骨を骨折させてしまうリスクがある。実際、その処置で悲壮な姿になった現場を何度もみてきた。もし救急搬送したら搬送先の病院も困ることになったと思う。

しかし、一方で救急車を要請せずに家で息を引き取ったら、それはそれで困ったことになる。不審死が否定できないとして警察に届け出て検案しないといけないこともある。このケースではかかりつけ医と連携が取れたことで、そうした事態を避けることができて安堵した。

「先生、そんなことばっかりやっているの？」と知り合いの医療者から言われることがあるが、まさにそんなことばかりやっているのである。もちろん、自分の休みを確保するために、夜間や休日は救急医療を担う基幹病院に任せるという方法も考えなくはない。

しかしながら、これらの症例を診るのは本来地域の医療機関の役割であって、基幹病院の役割ではない。基幹病院の医療者の肉体的、精神的な疲労を考えると、私に担当できること、おそらく私が担当したほうがうまく回ることは引き受けたい。

地域に住む人に「無理して病院に行かないほうがよかったかも」といった後悔をさせずに済むこともあったと思う。

地域社会を回すために、往診がある。

コロナ禍を経て、往診医の存在意義を再確認

　コロナ禍においては、パンデミックという危機的状況に医療機関では大きな混乱が起こった。平時ならば受け入れることをいとわない日本全国の基幹的な病院も、次々と運ばれてくる患者に現場は逼迫《ひっぱく》し、ついには患者の受け入れを制限し始めた。

　そのような混乱のさなか、強い腰痛を訴えて往診依頼をしてきた患者がいた。私が駆けつけたとき、彼には発熱などの症状はみられなかった。しかし、話を聞いていくうちに、「この人はコロナに感染しているのではないか？」という疑問が浮かび、その対応がすぐにできる態勢を整えた。その後、彼は発熱して検査の結果陽性だということが分かったが、迅速に対症療法が行えたことで重篤な状態にはならず、自宅療養のみで回復できた。

　こういった患者がコロナ禍ではたびたび見受けられたが、救急車を呼ぶ前に往診で対応できたことが、当時、問題となっていた医療機関の逼迫防止に貢献できたと考え

ている。その結果が地域医療に貢献したことにもなるのだ。

誰もが不安を抱えていた未曾有の事態の中、正直、自分自身も「怖い」と思ったこともあるが、それ以上にいち医療人として社会的使命を強く感じた。一人では小さな力に過ぎないが往診医の存在意義を再確認し、その数が増えれば社会的にも大きな力になれるという未来が見えた。


私の診療所に見学に来た医師が肩を落として帰ったとき、私は彼にかける言葉を持っていなかった。しかし、コロナ禍の混乱後の今であれば、「怖い」を乗り越える何かを伝えることができるかもしれない。

私は医師としても人間としても特別能力が高いわけではない。知識も不足しているし、十分なキャリアを積んでいるわけでもない。今もなお、往診の現場が「怖い」ことはよくある。それでも私は往診が「嫌だ」と思うことはない。

救急の基本に立ち返れること、現場で急なチーム結成ができること、そして、何よりもこんな自分でもなんとか地域の役に立つことができていることをありがたいと考えている。

この非常事態の中、仕事に失望する医療従事者もいたと聞く。病院勤務していて、受診や面会等を断らなければならなかった看護師の一人は「こんなに患者に対して冷酷なことが言えるんだ」と自分に嫌気がさしたと打ち明けてくれた。

従来の仕事に疲れを感じた人、新たなことに挑戦したい人、自分らしいやり方を模索したい人にとって、在宅医療現場を選択肢の一つとして考えてもらえたらと願う。

改めて注目されるようになった在宅医療

新型コロナウイルスの出現は、私たちの生活を一変させ、これまでの社会の前提を大きく覆した。そして連日、感染者数や病床使用率など医療に関するニュースを目にするようになった。

医療機関の逼迫、病院の病床不足などにより自宅療養者が急増したことで、在宅医療が注目されてニーズが一気に高まった。身近な病院や日本の医療体制そのものがこれからどうあるべきかを考える契機になり、通院や入院ではなく在宅医療という選択肢があるのだということが、社会全体に広まる大きな転換期になったといえるだろう。

コロナ禍で大きく変わったことの一つに、患者家族が病室に見舞いに行ったり、付き添いができなかったりしたことがある。特に家族と一緒に過ごすことを何よりも大事にしている患者や、認知機能の低下があり家族のサポートが必要な患者にとっては、一大事であった。病院に入院すると家族に会えない。この事実により在宅医療を受けたいと考えた患者や家族は少なからずいたはずだ。

私の診療所も、新型コロナウイルス感染症の流行によってさまざまな影響を受けた。発熱したけれど受診できるところがない人が増え、往診要請も頻繁に受けるようになった。

ある患者は陽性と診断されたものの、ベッド不足で入院ができなかった。しかし、酸素濃度の低下などで自宅にいても状態は悪くなる。そこで私の診療所に電話がかかり、往診の結果、ステロイド投与や在宅酸素療法での酸素投与で切り抜けることとなった。

また、障がいのある人が新型コロナウイルス感染症にかかったケースもあった。やはり入院用ベッドがなく、移動も困難だったため、不安を抱える患者宅に私が往診し、治療を行うこととなった。

これらの貴重な体験は、改めて私に往診医としての存在意義とは何かを考えさせるものとなった。それと同時に世間でも在宅医療の存在感が増した期間だったといえるだろう。

後期高齢者が増加する日本医療のこれから

開業する際、妻からは「これまで以上に大変になるよ」と忠告された。私が「どうしてそう思う?」と尋ねたところ、「だって便利でしょう」という答えが返ってきた。妻の言葉のとおり、開業後は想像を上回る需要があり、潜在的なニーズの高さを知ることとなった。

日本の医療現場は今、高齢者による介護や高齢者向けの医療ケアの増加に対応しきれているとはいい難い。現在、私の患者の6割が高齢者だ。そのほか、障がい者や難病の人が2割、がんなどの終末期医療の人が1割になる。

高齢になり、入院するほどではないが通院が難しい。往診していると、そんなケースが激増していることがよく分かる。病院や診療所に行きたくても、身体が不自由になり、通院ができない。病院に連れて行く家族がいない場合はどうするのか。実際に往診医として現場を見ていると、こうした医療の手の届かない人々が多数存在していることに気付かされる。

通院が難しい高齢者の多くは、定期的な訪問診療で事足りているようにみえるが、緊急を要したり、当人が通院を拒んでいたり、何かしらの理由で外出ができなかったりとさまざまな事情で往診依頼があとを絶たない。

2025年には、団塊の世代が75歳以上の後期高齢者となることで、国民の5人に

図５　高齢者人口および割合の推移（1950年～2040年）

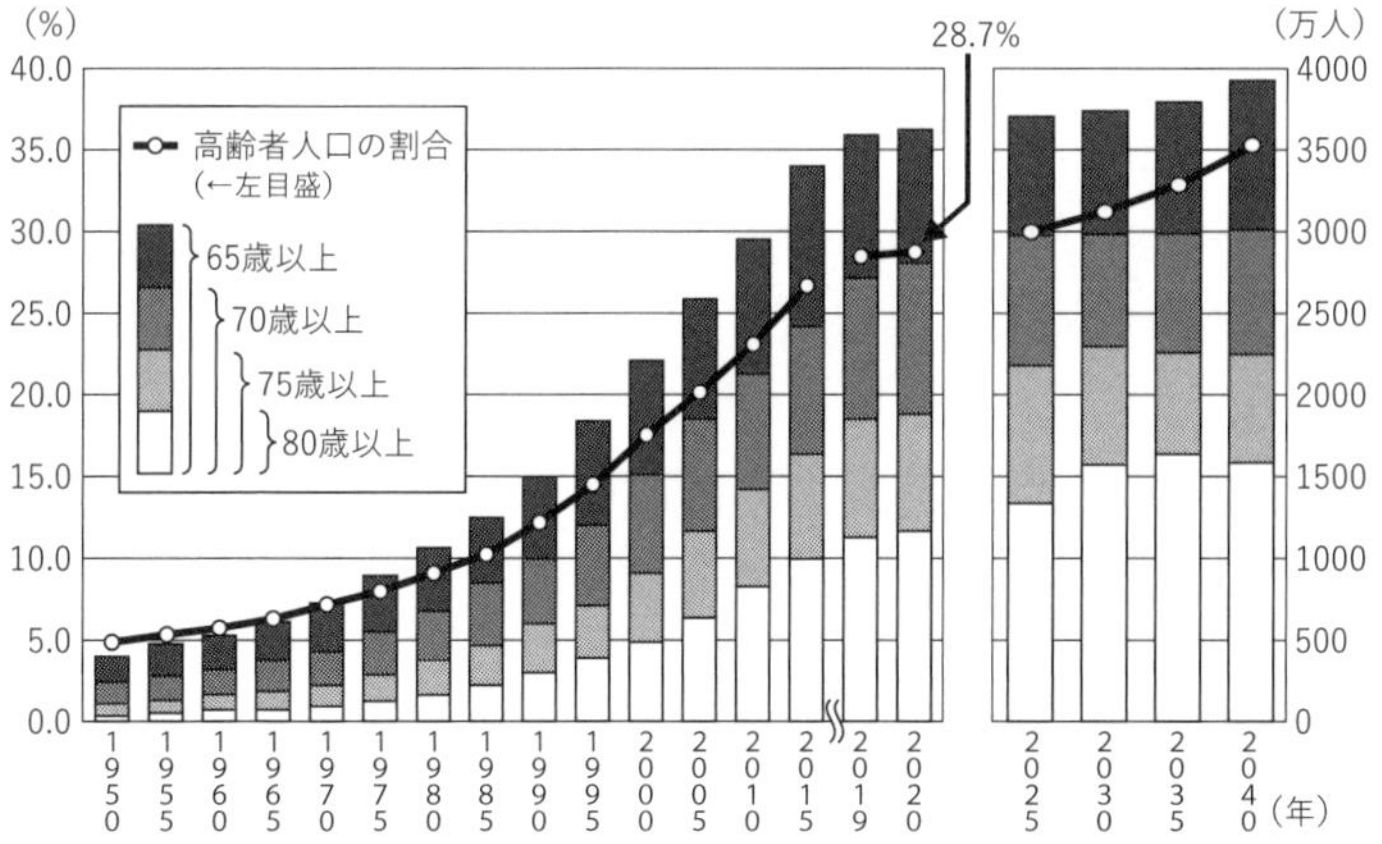

出典：総務省統計局「高齢者の人口」

１人が後期高齢者という超高齢社会を迎える（図５）。そして高齢者人口がピークを迎える「２０４０年問題」も深刻だ。医療費の増大、人口減少による財源の逼迫など、超高齢社会によって生じる難題は、社会全体に負の影響をもたらすと懸念されている。75歳以上の後期高齢者が今後ますます増加していく将来に向けて、国も対策を立ててはいるが、病床数や医療スタッフの不足など問題は山積みで、医療保険の財源がもつのか深刻な状態になってきている。

多死社会も深刻な問題だ。日本はすでに亡くなる人が多く、人口が少なくなっていく社会を迎えている。それは高齢化率の高い地方から顕著になっている。このままでは、多死に対応するための医療機関や医療従事者が圧倒的に不足していくだろう。医師たちは、従来どおり病院の中で待つのではなく外へと出ていく方向転換が必要だ。今、日本の医療は転換期にいると感じる。だからこそ、在宅医療の充実は切迫した問題だと考える。

医療支援が届かない引きこもりの子ども

最近では、「８０５０問題」も往診でよく直面するケースの一つになっている。一般に８０５０問題とは、引きこもりなどが原因で、80代の親が引きこもりの50代の子どもの生活を支えているという社会問題だ。長期化する引きこもりの結果、それまでかかりつけ医もなく通院もせずに過ごせていた子どもたちが中高年になり、なにか不調を感じるようになる。親は近所の病院に行くように勧めるが、引きこもりの状態が長ければ長いほどいきなり外出しろと言っても無理な話で、体調が悪化してもしばらく放置してしまう。見かねた親が困って連絡してくるのだ。

「先生なら診てくれるって聞いたので……」

その患者のもとへも親からの困り果てた様子の電話で往診に行くことになった。50代の息子の具合が悪そうなのにもかかわらず、病院へ行かなくて参っているという。

「どうにも部屋から出たがらないんです」

「Mさん、部屋に入りますね」

しばらく待ってみたが、呼びかけに応じる様子もないので、そのままドアを開けて室内を確認した。どうやら意識障害があるようで、ベッドに横たわってもうろうとしている。緊急性を感じた。急いで駆け寄って、素早く血圧などバイタルサインを確認して血糖測定器で測る。血糖値が６００以上……、糖尿病がひどくなって昏睡を起こしかけていたのだ。命に関わる危険な状態であることを説明して、慌てて連携している医療機関に救急搬送を要請した。

こうしたケースでは、親も子どもが引きこもっていることを知られたくないばかりに、地域とのつながりがないまま暮らしていることがある。本人はもとより家族そのものが社会から孤立気味で、支援とつながっていないのだ。そうすると、医療を受けることも、生活保護や障害者手帳といった福祉的な支援を受けることも、自分の子どもがそういう状態だと認めないがゆえに親によって阻まれてしまう。その結果、病院へ連れて行くこともできず、じわじわと重症になることが多い。

一方で、親が体調を崩しているにもかかわらず、引きこもりの子どもがどうすることもできなくなって悪化するパターンもある。引きこもり当事者は外部の人間が家に入ることを嫌うため、親に介護が必要になってもうまく支援を求めることができない。

コロナ禍でさらに増加した往診の需要

日本は、健康保険証さえあればいつでも誰でも医療サービスを受けられるという、世界から見ても高水準の医療を提供しているイメージがあった。しかしコロナ禍によって、実は脆い一面を露呈した。

コロナ禍で在宅医療現場に立っていると、日本の医療の危うさがよく分かった。コロナウイルス感染症の患者やそれが疑われる患者の診療を担当できる医療機関は限られている。一部の医療機関に患者が集中したり、入院病室が逼迫して病床を確保できなかったり、深刻な病状であっても十分な治療が受けられず自宅療養を強いられたりした。病院で治療を受けて、必要であれば入院もできるという、これまで当たり前だと思っていた医療が受けられなくなった。人々は信頼していたセーフティネットが外されたように感じたはずだ。

コロナ禍で顕著になった医療が受けたくても受けられない医療難民の問題は、実際はしばらく前から起きていたことは医療従事者であれば知っていることだろう。これから膨らんでいく医療費を抑える目的のため、政府は入院患者が使用する病床数を減らそうとしている。介護を含めた日本の医療財源がもたないという懸念があるからだ。

私が勤務医だった頃も病床数の確保のために、患者に退院を伝えなければいけない状況が少なからずあった。もはや希望する患者が全員入院できる時代ではない。高齢者のなかには介護施設に入る人もいるが、有料老人ホームでは費用もかかるため、やむを得ず在宅医療を選択するケースもある。既成の考えでは医療の隙間ができてしまう。だから、往診を含めた在宅医療の体制強化とレベルアップが不可欠だ。

コロナ禍における往診のリアル

往診が一段落した夕方前に、高齢の女性から連絡が入った。普段、訪問診療に行っている患者の妹だという。

「夫がなんとなく調子が悪くて……」

さらに詳しく状況を聞いてみると、彼女の夫であるNさんは足腰が立たないらしい。なにか当惑している様子が電話口から伝わってくる。緊急性は感じられなかったが、病院の診察も終わりかけている時間帯で、Nさんの家が高齢夫婦のみの家族構成というのが気にかかった。ほかのスタッフは出払っていたので私一人で往診に行くことにした。

「Nさーん、よしのがわ往診診療所のものです」

「はい、どうぞ入ってください」

「おじゃまします」と声をかけ、靴をそろえて板敷きへ上がる。声のした部屋に入ると、電話をくれた女性が立ちすくんでいた。「あの、実は……」うろたえているのが分かった。

ベッド周りの畳が広範囲で濡れている。その真ん中で男性がへたりこんでいた。鼻をつく酸っぱい臭いで、すぐにおしっこだと分かった。

足が立たず起きることができなくて、トイレに間に合わなかったと思われる。女性では、抱きかかえてトイレまで連れて行く体力はないだろう。おろおろするばかりでどうすることもできなかったらしい。助けを求めるにもどこに連絡を取ればよいのか分からなかったようで、私の診療所に藁《わら》にもすがる思いで相談してきたのが理解できた。

Nさんは、ぐったりというわけではなかったが、少し発熱があった。可能性を考えて検査すると新型コロナウイルス抗原陽性だった。

とりあえず感染対策をしながら、畳で座り込んでいるNさんを着替えさせて、抱きかかえてベッドに移した。「医者の仕事ではない……」と言ってしまえばそれまでだ。自分にも感染が及ぶリスクは高い。しかし、救急搬送するほどではない状況であっても、足腰が立たない成人男性を高齢の女性一人で対応するのは不可能だったろう。私は、持参してきた解熱剤を渡して説明した。また、パルスオキシメーターを出して「これでSpO_2（血中酸素濃度）が92％以下になったら連絡をください」と言って置いて帰った。翌日、快方に向かっているとの連絡が入ってほっとしたのを覚えている。

「来てくれてありがとう」の言葉に支えられて

新型コロナウイルス感染拡大の影響は、さまざまな医療現場に影響を及ぼした。私の診療所には、病院では面会が許されないので、自宅に戻って最期の別れの時間をともに過ごしたいという依頼が来るようになった。人生の最期に家族と過ごしたいと考える患者、そして最期を迎える家族を自分たちで看取りたいという人が増えたように感じる。

しかし、在宅の終末期医療は難易度が高いととらえられがちだ。それは点滴の管理や高額な薬の使用、医療用麻薬など難易度の高い治療が必要だからだ。そのため、病院で勤務する医師によっては、在宅医療への理解が不十分で、終末期を在宅でという選択肢が浸透してこなかった。だがコロナ禍で在宅医療が身近になり、ハードルが下がったのだ。

病状によりさまざまで、自宅に戻ってから1日で息を引き取る患者もいたが、1カ月から3カ月自宅で過ごすことのできる人が最も多かった。なかには余命よりもだいぶ長く在宅で過ごせた患者もいる。

Sさんも在宅に切り替えて余命宣告よりも長く自宅で過ごすことができた患者だった。新型コロナウイルス感染拡大のさなかの相談だった。60代の男性で、胃がんからの多発転移が見つかっていた。入院中に余命1カ月と宣告されていた。「家族と面会禁止になると寂しい」というのが在宅医療を希望する理由だった。

在宅に切り替えてすぐの頃はやせ細ってしまっていた。病院では食事をまともにとることができなかったらしい。自宅に戻って「妻の手料理が食べられるのがありがたい」と喜んでいた。Ｓさんの様子を見ながら点滴を調整していくうちに、食欲が復活して食事がとれるようになった。奥さんも食事を工夫するなど献身的な世話をしていた。

　余命宣告の1カ月が過ぎ、数カ月が過ぎても、幸いにも病状は安定していた。ある日、往診に行くとうれしそうに、「明日、妻と買い物に行くんですよ」と話してくれた。外出できるまでに元気が戻っていたのだ。

「先生、家に戻れてよかった、来てくれてありがとう……」

　Ｓさんはその後退院してから11カ月で息を引き取った。最期は、ひどい浮腫や痛み、なんともいえない倦怠《けんたい》感などの症状に襲われ、薬剤の投与による体調の変化も伴い、本人も死の恐怖を訴えることもあった。奥さんは自分を犠牲にして支えてくれたが、家族も大変だったと思う。Ｓさんはきっと、コロナ禍でなければ自宅には帰らず、病院で化学療法を続けていた可能性が高い。そのまま病院に居続ければ、面会もできず、付き添いもなく、ずっと一人で耐えないといけなかっただろう。

Sさんの家には、２カ月程度毎日訪問した。１日３回訪問したことも夜間に往診したこともあったが、最善を尽くせたのかというと自信がない。それでも「家族と十分に過ごせた」というSさんの言葉は支えになった。患者さんからの言葉に力をもらい、そして学ばせてもらっている。

第２章

救急から緩和医療まで地域医療のすべてを担う――往診屋の日常

医師であるとともに地域社会の一員として

私の診療の現場の大半は、患者の家だ。だから、病院の医者のように「何かあったらまた来てください」ではなく、私のほうから「また来ます」と言葉をかけて、診療を切り上げる。短いときは10分程度で終わるし、長いときは世間話をしながら1時間以上かけて診ることもある。

往診医になって気をつけていることは、患者の家で診療しているということだ。長年診ている近所のおじいちゃんに対しても、最近訪問するようになった末期がんの患者に対しても、自分は家に上がらせてもらっている、おじゃましているという気持ちは忘れないようにしている。

開業して10年目を迎えた。年々訪問している患者さんは増えている。往診医としての自分の活動も地域になじんできているのであればうれしい。医師という職責とともに、地域社会の一員としての自覚も持ちたいと思っている。

私がある1カ月間で往診・訪問診療にあたった患者の主な病態と人数は次のとおりである。

・悪性新生物（がん）　9人
・脳血管疾患およびその後遺症　7人
・神経難病（ALS、パーキンソン病など）　9人
・小児難病　2人
・骨折および後遺症　5人
・認知症　22人
・心血管疾患　18人　など

2022年7月から2023年6月までの約1年間の実績

・訪問診療　3490件
・往診　591件
・緊急時の往診　177件
・訪問看護（医療保険のみ）　4020件
・在宅看取り　22件

往診医になるということは地域で自分の技術をもってその役割を果たすということだ。医師というだけで、「お医者さま」と呼ばれて、ふんぞり返って偉そうにしたり、特別な存在だと勘違いしたりする者もいる。しかし、地域において医師もほかの専門的な技術をもつ者と同じように、自分のもっている技術で仕事をしている地域の単なる一員でしかない。往診医として活動するなかでそういった当たり前のことに気づかされた。

往診場所は室内とは限らない

「転倒」は初めての患者さんからの往診依頼として多い理由の一つだ。

室内、帰宅した直後の玄関先、階段からの落下、浴室での転倒など、どこもかしこもが転倒場所になり得る。転倒によって意識を失ったり、骨折をしたりすれば患者は動くことができなくなる。意識があり、骨折をしていなくても、気が動転して動けなくなってしまうことがある。独居での転倒もあれば、家族の前での転倒もある。地域住民のなかには、転倒した場合に救急車を呼ぶことに抵抗を覚える人もいる。そういうときこそ、往診医の出番だ。


「店の前に人が倒れている。どうも、転んで動けんようだ」

電話をくれたのは町にあるコンビニエンスストアの店主だ。ご近所さんから私の連絡先を聞き、連絡してきたという。倒れているのは高齢の女性だということだが、それ以外の情報はまったくない。本当に転倒なのか、あるいはてんかんなどの持病で倒れ込んでしまったのか、現場に行くまで何も分からない。ただ女性には意識があり「大丈夫」と言い、救急車を呼ぶことを拒否しているそうだ。しかし、しばらく時間が経っても立ち上がれない。困り果てたコンビニの店主が私へ連絡をしてきたのだ。

コンビニの駐車場に箱バンの往診車をとめていると、「先生、こっち、こっち」と呼ぶ声がした。入口付近でうずくまったままの女性に寄り添っていた店主が私を呼んでいる。往診バッグを抱えて彼らのもとに急ぐと「助かった」と店主が安堵の表情を浮かべた。

「どうしました？」と入口で倒れている高齢女性に声をかけると、コンビニの入口で転んで立ち上がれなくなったのだという。

転倒時の詳細を聞いていくと、現在90歳だという女性は、頭部などをぶつけてはいないようだが、転倒時に尻もちをついたらしい。本人は「大丈夫」と言い続けるが、右の大腿骨を内に回旋させるとひどく痛がる。「大腿骨が折れているかもしれない」と判断した私は救急搬送を要請することにした。

私が到着してからも「大丈夫」と言い張り病院に行くことを拒む女性に対して救急車が到着するまで、骨折の恐れがあるためきちんと診てもらったほうがいいと、説得を続けて救急隊員に引き渡し、彼女は高次医療機関で治療を受けることになった。診断は「右大腿骨転子部骨折」であった。

別の日には、消防本部から連絡が入る。救急要請が多く、管轄区内の救急車がすべて出払ってしまったそうだ。ところが、自宅の階段から転げ落ち意識を失った患者という緊急性の高い通報が同居の家族から入った。そこで、私のところに消防本部から連絡がきた。

こういったケースが年に1、2回ある。箱バンの屋根に付けた赤色灯を灯し、サイレンを鳴らして患者のもとへ急ぐ。往診の相棒である箱バンには緊急車両としての使用の届け出をしている。箱バン救急車で現場へ急ぐと、階段の下で意識を失った男性に家族が必死に声かけを続けていた。しかし男性に反応はない。

救急車が到着するまで可能な状態評価と応急処置を行い、到着後は救急隊と一緒に処置をして救急車に乗り込んだ。その患者には転倒で受けたダメージにより四肢に麻痺《まひ》などの障害が残ったが、一命は取り留めた。

往診を行って、自分たちだけで対応が難しいと判断した場合は応急処置をして、救急要請を行い高次医療機関に搬送する。嫌がる患者本人や家族には、搬送の必要性を説明する。

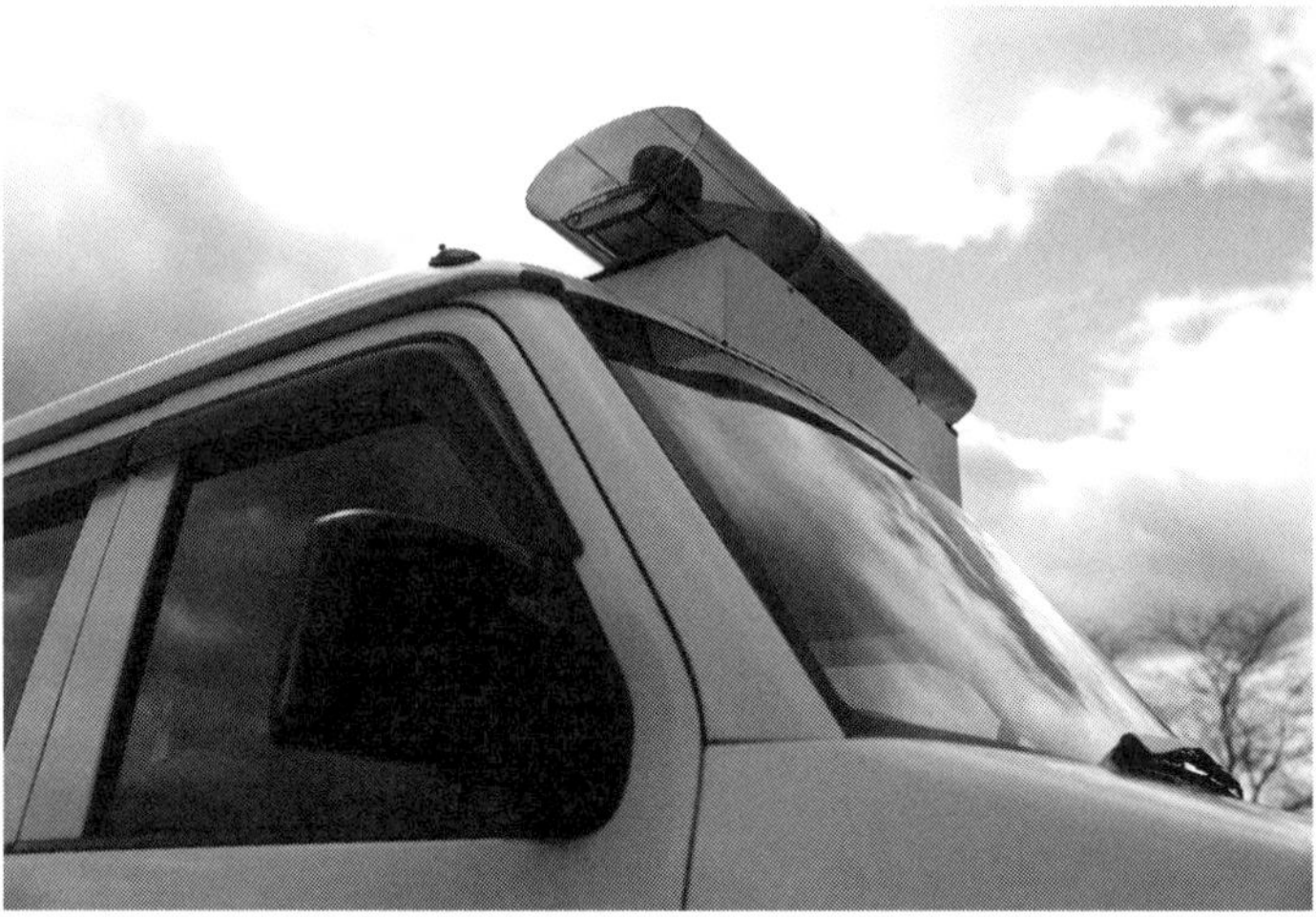
サイレンを鳴らして患者のもとへ向かう

一方で、往診医としてすべてのことを一人で完結させなければならないときもある。

認知症の訪問診療で定期的に診察を

行っているＷさんの奥さんから「お風呂からお父さんが出てこられない」という連絡が代表電話から私のスマートフォンに転送されてきた。奥さんはひどく動揺していて、こちらの質問に対して返答が要領を得ない。夜の9時過ぎ、看護師は全員帰宅している。私は一人でＷさん宅へ向かった。

「Ｗさん、こんばんは」と、いつもの訪問診療のように玄関の戸を開けて声をかけると、風呂場のほうから「渡部先生〜」と奥さんの声が聞こえる。「上がらせてもらうよ」と風呂場を目指す。

　風呂場には裸のまま床に尻もちをついた状態のＷさんと、それを抱き起こそうと踏ん張る奥さんがいた。動揺している奥さんを落ち着かせ、事情を聞くと入浴介助中に、Ｗさんが介護用の風呂椅子から落ちて洗い場に座り込んでしまったという。奥さんが立ち上がらせようと努めても、体格差によりそれができない。そのときに奥さんがエプロンのポケットに携帯電話が入っていることを思い出して、私に助けを求めたのだ。

　Ｗさんの意識はしっかりしている。お尻から落ちたが骨折や懸念するような打撲もない。私はＷさんを抱きかかえて立ち上がらせ、濡れた身体をバスタオルで拭き、服を着せて、ベッドまで連れて行った。

往診医は状況を鑑みて、それが医師の仕事か看護師の仕事かは関係なく、自分一人でできることは一人で完結させる。

午前3時、ヘッドライトをつけて

午前3時、寝ていると診療所の電話から転送されて私のスマートフォンが鳴った。昨日から訪問している40代の末期がんの男性からの電話だった。

その患者は、大腸がんが肺に転移していた。入院中に、手術、抗がん剤、放射線治療のいずれも効果が期待できないと説明を受けた彼は自宅へ帰ることを希望した。病院から私に宛てた情報提供書には、胸水が貯留するかもしれないと書かれていた。

「先生、息が苦しい」

電話の向こうから聞こえてくる声は、途切れ途切れであった。急いで患者の家に行き、確認すると呼吸回数は26回で、頻呼吸状態だった。酸素は毎分2Lで投与されているが、SpO_2は92%で前日よりも低い。

携帯型の超音波装置を胸部に当てる。右の肺には大量の胸水が貯留しており、左も少量胸水がある。右の胸水を排液すれば呼吸は楽になるかもしれないと考えた。

部屋のなかは薄暗かったため、いつも往診バッグに入れているヘッドライトを頭につける。手元を照らしながら超音波で確かめた穿刺《せんし》ポイントに針を刺し、胸水を排液した。排液後、呼吸困難は落ち着き、呼吸回数やSpO_2の数値も改善した。


　彼との間には、もう一つ忘れられないエピソードがある。彼は大好きだった家で生活することにこだわっていたが、ある日敗血症を併発した。

　私は、自分より年下の彼を腫瘍以外の原因で死なせたくなかったため、紹介元の高次医療機関まで救急車で搬送すべきと判断した。しかし、救急車の中で彼は心停止した。病院に到着してできたことは死亡診断だけだった。

　病院に緊急搬送するのではなく、自宅で過ごしたいという彼の望みを叶えるために最大限の努力をすべきではなかったのか。あのとき、私は往診医としてどうするべきだったのかと今も自問する。

道なき道を行く

よしのがわ往診診療所の往診範囲はある程度決まっている。距離的に難しかったり、時間がかかったりしそうな場合は、非常に心苦しいが、お断りすることもある。

その患者も往診に行くには少し迷うような山間部に家があった。住所を聞く限り、テレビ番組に出てくるような山の中にポツンと建つ一軒家だ。しかし、電話をしてきたご近所（といっても当該患者が住む山間部の麓の集落）にある商店の店主が「お願いだ。助けてやってくれ」と強く訴えるので、私はその家に向かうことにした。

電話をくれた店主が店を構える集落までは細いながらも舗装された道路がある。だが、その集落を抜けると舗装されていない砂利道の上り坂が続く。気を抜いたら箱バンとともに崖下に転落しそうだ。そうならないように慎重に箱バンのハンドルを握り、患者の家を目指す。

患者の家に到着すると、連絡してきた店主が駆け寄ってきた。彼が言うには、毎週決まった曜日に店へ買い物に来るはずなのに、その日は姿を見せなかった。電話をしても出る気配がなく、気になった店主が家を訪れると家主は玄関でうめき声を上げて倒れていたという。どうしていいのか分からず、あの細い山道を救急車がやって来るのは難しいと思い、店主は私の連絡先を知っていたので私に連絡をくれたのだ。

家主は80代の女性だった。声をかけるとかろうじて反応するが、動けない。膝関節炎を起こして、膝に関節液が大量に溜まって動けなくなっていたのだ。患者の膝関節を穿刺すると、黄色に混濁した関節液が50mℓ程度排出され、彼女は何とか室内まで動くことができるようになった。

その後、この患者はしばらく山で独居を続けていたが、家族の希望もあり、冬になる前に山を下りて市内の高齢者住宅に入居した。ずっと暮らしてきた家で過ごさせてあげたかったがその願いを叶えることはできなかった。

こういったケースが最近増えている。私が往診を行っている地域は田舎なので、1

軒1軒の家が広く、介護用ベッドを設置できるスペースもある。そのため、山間部などで一人暮らしをしていた親が体調を崩したのをきっかけに子どもの家に呼び寄せて、そこへ私が呼ばれるようになるのだ。

一方でどうしても町での暮らしを嫌がる高齢者もいる。そういった場合は町で暮らす子どもからお願いされて、私が山間部の親の家へ訪問診療に行く場合もある。一人でも最期まで住み慣れた家で過ごしたいという声を叶える手助けも往診医はしているのだ。

在宅医療現場の工夫

病院には診療に必要なものがそろっている。明るい診察室、診察台、医療機器や薬剤など医療に必要とされるおおよそのものが整備されている。

だが、在宅医療では患者の居場所が診察室であり、最低限の医療機器は持参するが、必ずしもそれらですべてが賄えるとは限らない。マニュアルやルールにしばられない

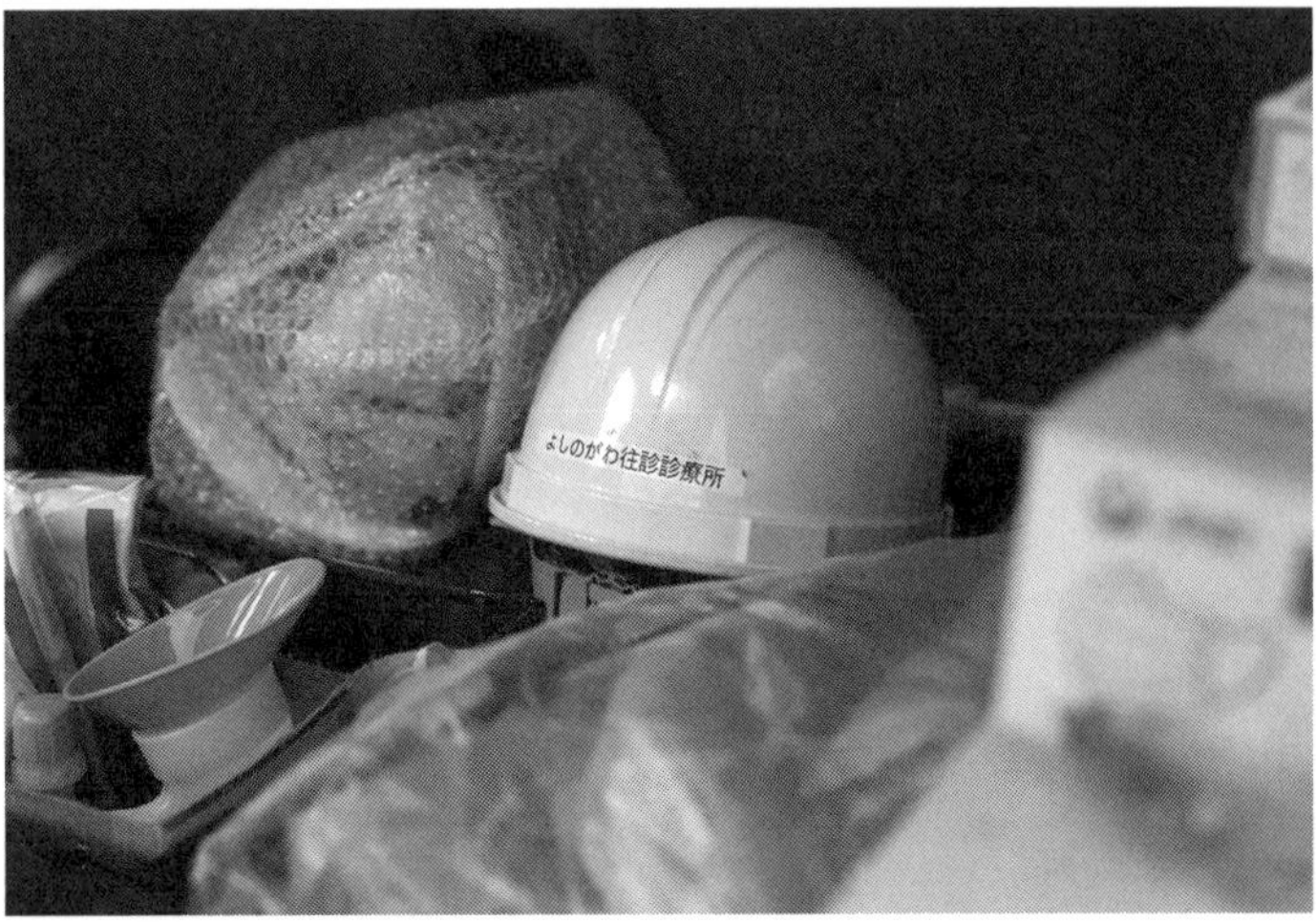

あらゆる現場を想定し、箱バンにはヘルメットも積んでいる

在宅医療では、さまざまな現場で柔軟な対応が必要だ。

例えば、点滴一つとっても、病院ではベッドと点滴が固定されているが、在宅ではどこに固定するのがいいか、どのくらいのスペースが必要なのか、患者がどれくらい動きたい人なのか、などによって組み立て方を変えなければいけない。

患者の家の間取りによっても、その都度最適なかたちを考えるのだ。

患者ごとに診察室が変わり、動線などの細部まで考えることは非常に手間がかかるが、経験が増えれば自分にとっても引き出しがどんどん増える。自分のアイデアでうまくいくとうれしい。病院を飛び出して往診医をしていると、医療は実にクリエイティブであり、工夫のしがいがあることに気づく。

食事がとれない患者がいた場合、点滴を行うことがある。そのときは、穿刺の様子も含めて家族にも一緒にみてもらい、点滴の抜去を依頼することがある。しかし、家族は医療者ではないことも多い。そこで、家族の不安解消や安全性の確保のために一工夫している。

例えば、点滴の針は24Ｇのプラスチック留置針をあえて使用することにしている。家族が抜去したとき、金属針が手にささる危険性を減らすためだ。また、ＣＶポート（中心静脈カテーテル）を使う場合、点滴の最後に生理食塩水またはヘパリンでロック（点滴の液で詰まらないように生理食塩水を通しておく）する必要がある。この際、扱いやすい「生理食塩水50㎖」を使うことにしている。生理食塩水やヘパリンの注入によるロックは、患者や家族にとってハードルが高いため、このような工夫を取り入れて不慣れな人の負担をなるべく軽減するようにしている。

時間の使い方も病院とは異なる。病院では診察時間が決まっていて、時間外に患者が訪ねても基本的には受け付けない。一日のタイムスケジュールも決まっている。私の診療所でも一応は診療時間を決めているが、患者がその時間内にだけ具合が悪くなるわけではないのだ。特に、私が担当する患者の中心が、高齢者、難病、障がい者、終末期患者ということもあり、いつ何が起こってもおかしくないのである。

とはいえ、在宅診療は時間の自由度が比較的高く、時間の使い方を自分で組み立てることができる。患者と家族への時間のかけ方から踏み込み度合いまで、自分で決めることができる。また、それぞれの家族の時間の流れ方というものがあり、その家族に合わせてこちらの動き方も変わってくる。診察時間も、20分くらいで終わることもあれば、じっくり話を聞いて1時間半ほどかかることもある。

在宅診療は夜間も休診日もいつ呼び出されるか分からないからと敬遠する医師もいるが、私の診療所の場合、時間外の呼び出しは月に10件から20件ほどだ。地域に往診医がもっと増えれば、その辺は分散されてさらにやりやすくなるだろう。

治療方針は状況によって変わるもの

医師等の病状説明を基に、患者自らが治療方針を選択していくというのがインフォームドコンセントの考え方だ。しかし、患者はその病気にかかるのは初めてなのだから、どんなに説明しても選択するのが難しいことも多い。

筋萎縮性側索硬化症（ＡＬＳ）や筋ジストロフィー等の呼吸筋に障害が及ぶ患者にとって、岐路となるのが気管切開や人工呼吸を行うかどうかだ。行った場合の療養上のメリット、デメリットや予測される合併症等について医師は説明するが、患者によって選択は異なる。

ある難病を患うＴさんの場合、呼吸障害が進行し、このままでは血中の二酸化炭素濃度が高くなることが予測された。そのため、私は時間をとって、家族も同席のもとで状態を説明した。Ｔさんはまだ若く、私は気管切開と人工呼吸を勧めたかった。

しかし、Ｔさんは私の説明は聞いてくれるものの、気管切開は頑として希望しなかった。介護する家族の負担のことが頭を離れないらしかった。

あるとき、Tさんは大腿骨を骨折してしまった。手術には全身麻酔と人工呼吸が必要で、それを行った場合、自発呼吸が戻らず、気管切開と機械による人工呼吸が今後ずっと必要になる。骨折に対応する病院に搬送したあと、私はその病院のスタッフと話をした。以前気管切開と人工呼吸を望まなかったTさんは、きっと手術しないまま帰宅するだろうと予測した。骨折して修復しない大腿骨の扱いは難しく、過酷な在宅療養となるだろうと覚悟した。

ところが、Tさんは手術を受け、気管切開と機械による人工呼吸を行った状態で帰宅した。そしてトイレに立つためのリハビリを開始したのだった。

この経験は、患者の治療選択肢への希望は、状況によって変わり得ることを教えてくれた。治療方針は一旦決めたら変えないということではいけない。何度も見直すべきものなのである。病院では、患者やその家族が治療選択肢の希望を文書の形にして医療機関に提出することがある。それをあとになって患者や家族がひっくり返すような発言をしても、私は気分を害することはなくなった。

医療の現場では特に、ＹＥＳ、ＮＯだけで答えられない問題が多くある。60％くらいはＹＥＳだけど、ＮＯの気持ちも40％くらいはあるという心理状態も、患者にとってはまれではないし、むしろ普通であろう。医療者として今後も常に頭に置いておきたいことだと思っている。

往診屋のユニホームは作業着

私も勤務医時代は白衣を着ていた。しかし、診療をする場が患者の自宅だと白衣は不便である。あちこち動くので汚れやすく、白はどうしても汚れが目立つ。長い白衣だと袖や裾を引っかけるという問題もある。

ケーシーと呼ばれる、半袖でハイネックのような首元の白衣もあり、それには紺など色つきのものもある。最近では、医療従事者がスクラブと呼ばれるＶネックの動きやすそうなユニホームを着ていることも増えた。

私もしばらく、これらを使っていた。しかし、私にとってはポケットの問題があった。

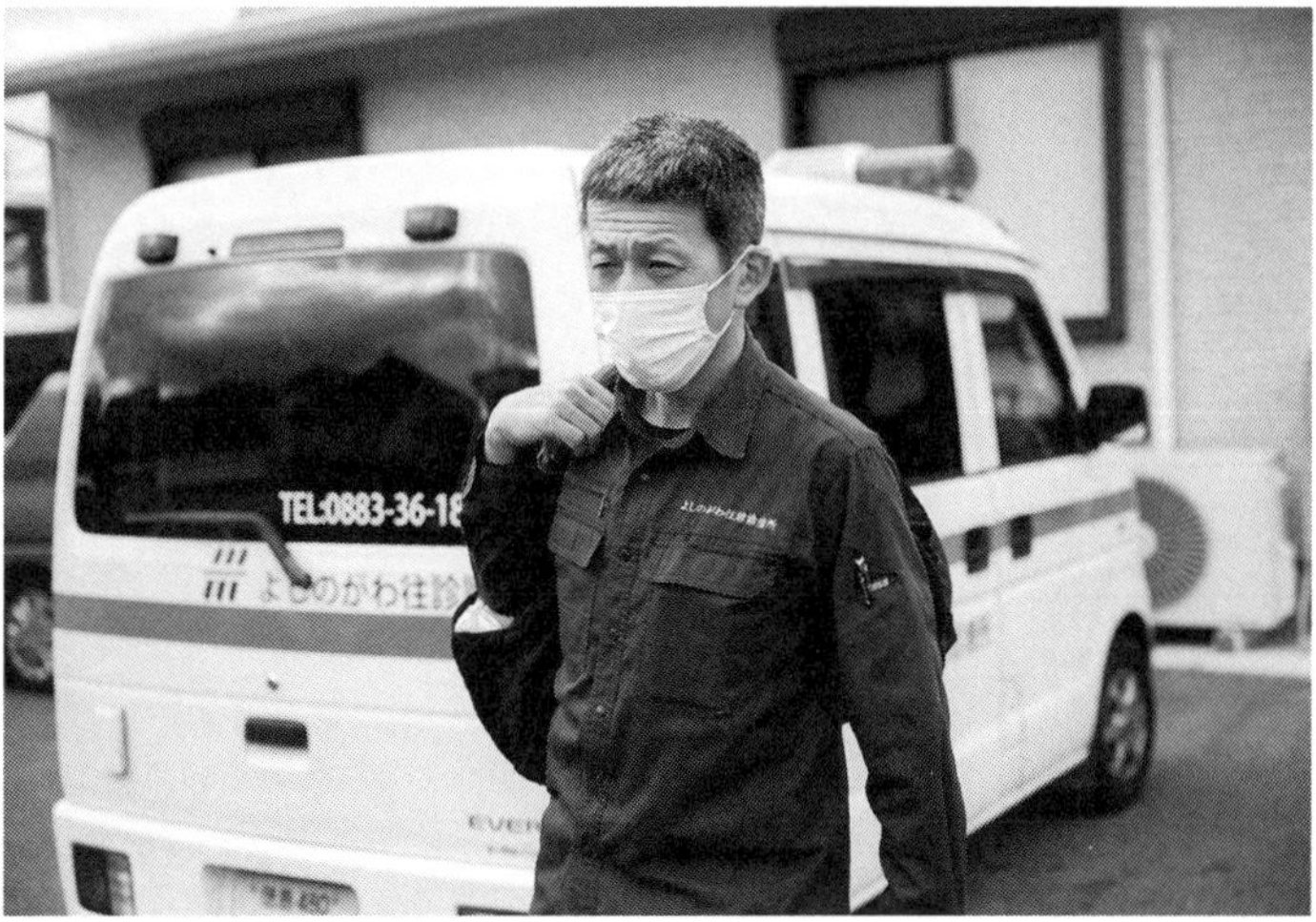

往診屋ユニホームを着用した著者

車からの乗り降り、大きな往診バッグの運搬などをしていると、よくポケットからメモ帳やスマートフォンが落ちてしまったのだ。

　診療所を始めて1年ほど経った頃、ドクターヘリに乗っている医療者やDMAT《ディーマット》（災害派遣医療チーム）のユニホームを見て、これは機能的だし、丈夫そうだと思った。そして、これをヒントに私がたどり着いたのが作業着だ。仕事着専門店でよく売っている普通の作業着である。汚れが目立たない深い青色を選び、深くてボタン付きのポケットがある作業着

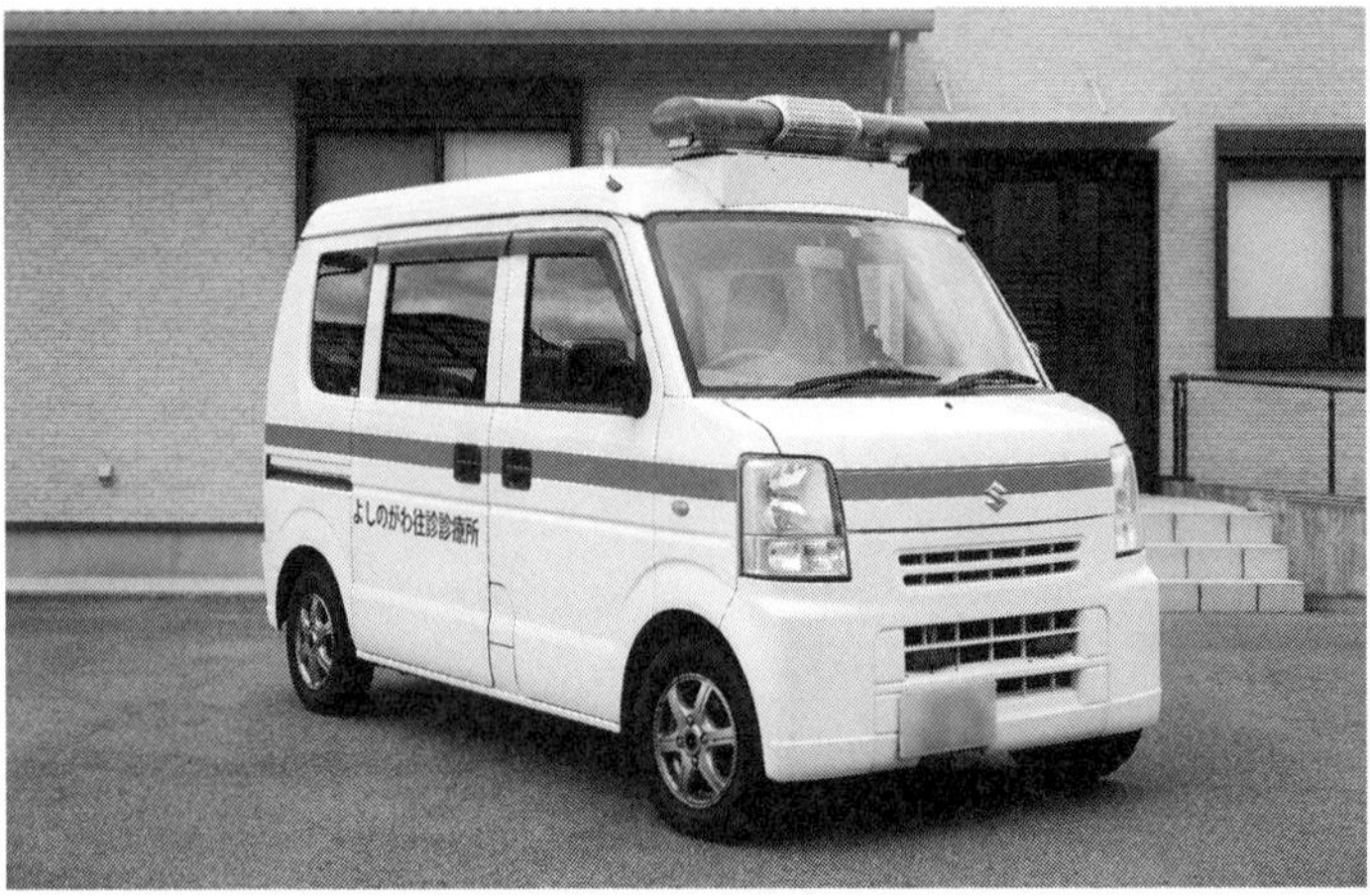

箱バンに救急車のようなカラーリングを施した往診用車両

を使うことで動きやすくなり、物も落とさなくなった。

この格好は医師には見えないかもしれないが、地域を走り回る往診屋には合っていると思う。

相棒の箱バンは動く診療所

往診の足となり、欠かすことができない私の相棒ともいえる「箱バン」についても触れておこう。箱バンとは、商用の箱型の貨物自動車、いわゆるワンボックスカーのことである。

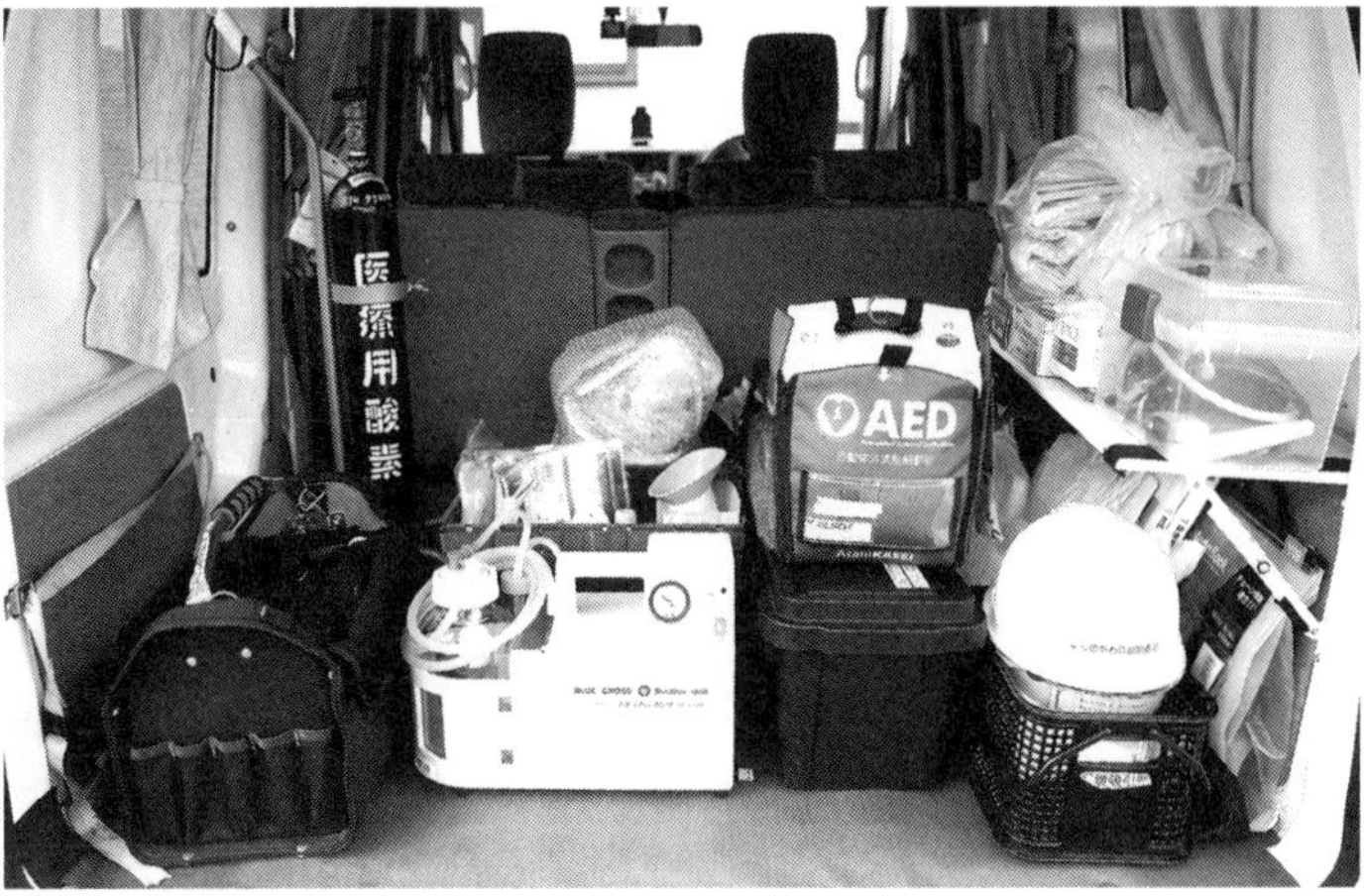

医療機器を積み込んだ車内

　訪問診療や往診をしている診療所などでは、箱バンではない乗用車タイプの軽自動車を利用しているケースが多い。しかし、私は往診時の相棒に箱バンを選んだ。開業前に東日本大震災のときに現地で走っていた車が紹介されているのを見て、深く印象に残っていたからだ。ワンボックスカーで白地に赤のラインが入り、屋根の上には赤色灯があって、救急車としても使える。小回りが利いて、荷物をたくさん載せられるのも強みだ。

　多少苦労したが、私の箱バンにも赤色灯を灯し、サイレンを鳴らす許可を警察からもらった。

箱バンの助手席には「携帯用超音波診断装置」「携帯用心電図」「電子カルテ」などが入った往診バッグを置き、後部座席にはすぐに取り出せるように薬品類などを置いている。

荷室には「携帯用輸液ポンプ」「酸素ボンベ」「吸引器（喀痰《かくたん》吸引）」「点滴用輸液ポンプ」「自動体外式除細動器（ＡＥＤ）」「気管挿管セット」「留置用膀胱《ぼうこう》カテーテル」「胃管」など往診先の患者に必要と思われる医療機器などを積んでいる。こういった荷物を積める積載性能は乗用車タイプの軽自動車とは比べ物にならず、何よりも医療機器を積み込みやすく、取り出しやすいのも気に入っている理由である。

患者の家にも持ち込むことができるよう、できる限り小型化され携帯できるものを採用し、迅速に検査が進められるように努めている。

例えば、往診バッグに入れている「携帯用超音波診断装置」は手のひらサイズとコンパクトで、リアルタイムで超音波を利用した画像診断が行える。

「携帯用心電図」は、いずれも事前準備を最小とし、患者の身体にかかる負担を少な

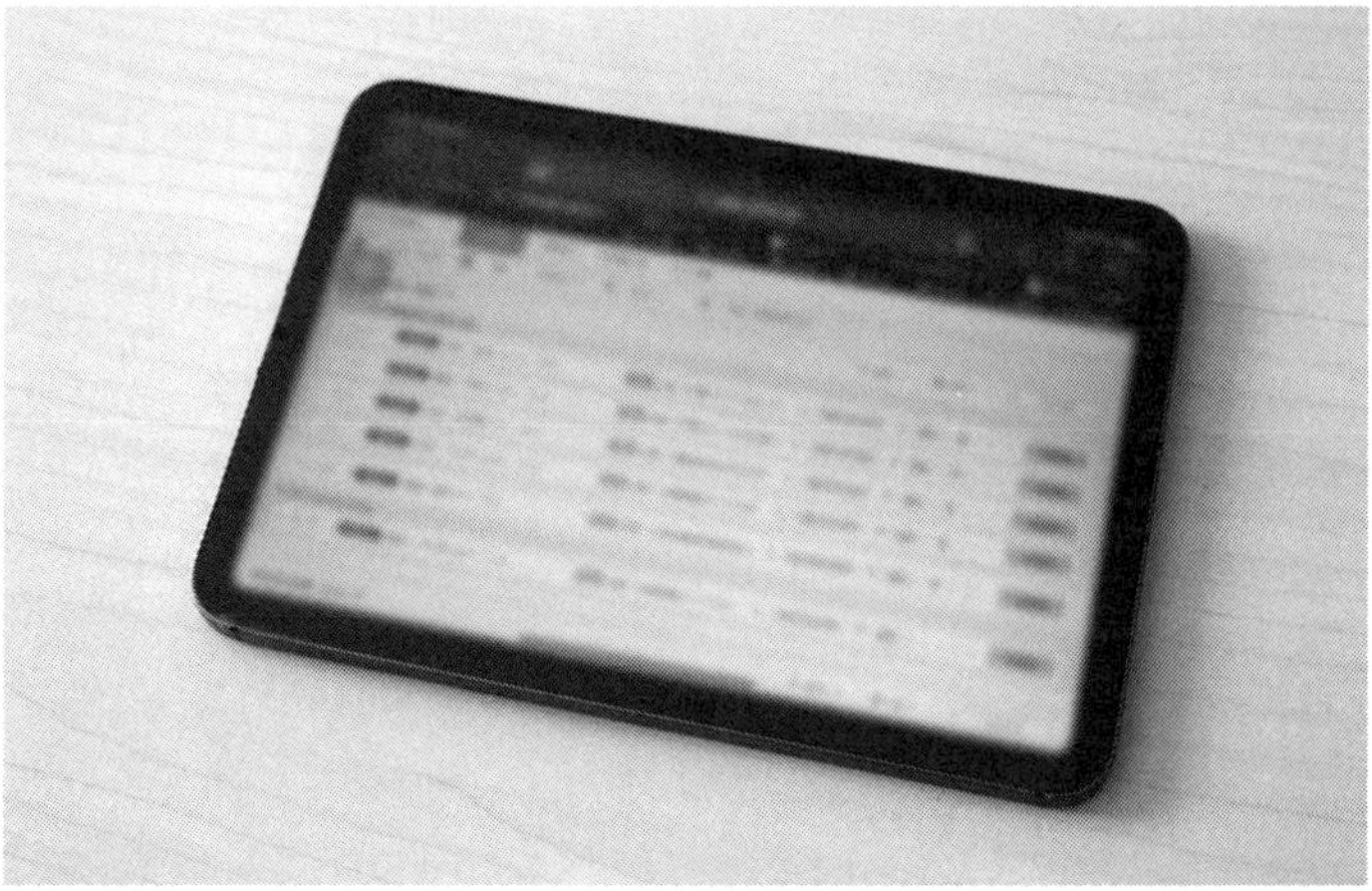

電子カルテ

くできるようなものとしている。

２０１６年７月より導入した「電子カルテ」は、患者のカルテをすべて電子化でき、前回の処置やそれぞれの患者に対する注意事項などをスタッフがどこからでも把握できるようにしている。

始業前の準備

よしのがわ往診診療所の朝は、ほかの医療機関と同様忙しい。私は毎日いちばんに診療所に来て、まずはその日の急な訪問先の変更やスタッフの勤務変更がないかを確認する。そして、当日処方しなければならない患者のカルテを開き、スタッフの配置を考えていく。

午前8時過ぎからは、スタッフが出勤してくる。その日訪問する患者宅に持参する薬剤や医療材料等をそろえ、見落としがないかチェックを行う。気になる患者については、昨日までであるいは当日朝までの状態を口頭やメモ、電子カルテのコメント欄やチャットアプリで情報共有しておく。

多いときは、午前午後で訪問する患者宅が20件以上に及ぶ。このため回る順番や時間帯は重要だ。訪問ルートは前日までに決めている。

だが、始業前に患者から急に調子が悪いと連絡が入ったり、往診依頼が飛び込んできたりすることもしばしばで、そんなときは急遽訪問ルートを組み直す。ほぼ受付順に患者を診療していく病院や診療所の外来とは違った光景である。

毎週月曜日は朝礼をする。週末の状況を共有し、今週の主な予定（新しい訪問先等）を確認したあと、最後に私から一言話す。最近読んだ本で心に残ったこと、時事問題から故障防止のための運動方法まで内容はまちまちだ。一言話した内容は、最近はなるべくブログや動画に残していくようにしている。

人手不足の往診医だからこそ、ＩＴを最大限に活用する

スタッフには、１人１台の仕事用のスマートフォンを渡している。また、現場に出るスタッフは電子カルテを参照できるタブレットを持参する。

電子カルテには、訪問日時や患者のバイタルサイン、患者の訴え、身体所見に加え、声や表情など気になったことを記載する。家族の様子を書き込むこともある。在宅医療現場で家族は重要な介護の担い手であり、医療チームの一員である。家族のコンディションも在宅医療にとっては大切な情報の一つだ。

情報共有には全員のスマートフォンに入れているチャットアプリを使用する。現在はＬＩＮＥ　ＷＯＲＫＳというビジネス用のものを使っている。よく使われているＬＩＮＥと同じように操作が直感的で簡単だ。

メッセージのやりとり、画像や動画の送受信、音声通話、ビデオ通話が同じアプリの中でできるのは都合がよい。例えば看護師から「処置方法について迷っている」と

メッセージが入れば、私から返信する。画像を送ってもらって判断することが多い。時にはビデオ通話に切り替えて画面越しに指示することがある。最近は訪問先が増えてきたため、医師が現場に行く前に看護師に先に処置をしてもらっていることが多いが、迅速な連絡ができなければ看護師はその間医師をただ待つだけになってしまう。その点でチャットアプリは有効な手段だ。人手不足の在宅医療現場において、ＩＴの活用は不可欠となっている。

往診先では必ず玄関をチェック

患者を回るルートが決まれば、箱バンに乗り込んで患者のもとへ向かう。特に初診のときに私が最初に行うことは、患者の家の玄関をチェックすることだ。

玄関にある靴の数、小さな子どもの靴がたくさんあるかなど靴の大きさや種類などでだいたいの家族構成を知ることができる。逆に大人の靴が1足だけならば、独居で頼りになる家族はいないと考えることができる。靴の数でその患者にはどのくらい頼ることができる家族がいるのかということが分かる。

玄関の大きさの確認も重要だ。なぜなら在宅医療を受けている患者だからこそ、万が一、救急搬送をすることになったときに玄関の大きさで患者を家の中から運び出しやすいか否かが変わってくる。

玄関から家の中に入るときは、相手の土俵で仕事をさせてもらう往診医の礼儀として、自分の靴をきちんとそろえることにしている。そして「おはようございます。よしのがわ往診診療所の渡部です」とあいさつをする。

あいさつは元気のバロメーター

患者や家族から返ってくるあいさつの声は彼らの元気のバロメーターだと考えている。いつもどおりの声、調子が良さそうな声、元気のない声、実にいろいろなことが一瞬で分かる。私の中では、患者から返ってくる声から診療が始まっているといえる。

そして、私が何よりも注意を払っているのは、家族からのあいさつである。

「お…は…よう…ござい…ます…」

いつもは私の顔を見て、元気にあいさつをするZさんの奥さんが、今日は下を向いてボソボソと小さな声であいさつをした。旦那さんの看病で何か問題を抱えていることがすぐに分かった。

末期がんの旦那さんの診療を行い、「奥さん、夜はちゃんと眠れています？」と声をかけた。

「夫が痛みがひどいらしくて、一晩中、私を呼ぶんです。ここ1週間布団で眠れていません」

患者本人との会話だけでは、知ることができないことだ。患者の対応だけでは分からない病状や状態を家族との会話から知ることができる。その会話のきっかけにあいさつは一役買ってくれている。

私や訪問看護師が患者の家にいる時間以外は、患者の家族が対応している。だからこそ、在宅医療において家族もスタッフの一員、あるいは患者を支えるチームの仲間だととらえて、できる限り情報共有を行う必要があると考えている。そして、その仲間が問題を抱えているとしたら、それを見過ごすわけにはいかない。

奥さんの元気のないあいさつから患者の状態を知り、これまでよりも使用する医療用麻薬の量を増やすことにした。その後の様子を電話で確認すると「昨日の夜は布団で眠ることができました」と、訪問したときに比べて元気のある奥さんの声が返ってきた。

Zさんの奥さんのような家族の声や変化まで、私はできる限り電子カルテに書き込み、看護師たちにもそれをお願いしている。

往診医の診療スタイル

訪問診療では、バイタルサイン（体温、血圧、脈拍数、呼吸数、血中酸素飽和度等）の確認を行い、電子カルテにその日の様子を記録し変化を追う。それぞれの疾患に合わせた処置をして、その詳細も電子カルテに記録してみんなで情報を共有する。

往診ではまず、救急のＡＢＣＤＥの初期評価と処置を行いつつ、バイタルサインをとる。

初診や急患の場合、病歴や最近の健康状態の情報が重要である。また状態が悪い原因を探るため、頭から足のつま先まで全身観察を行う。病歴等の聴取や身体所見の観察を、じっくりかつ素早く行わないといけないが、その加減が難しい。ここで間違うといつも痛い目に遭う。

時には、「大きな病院に行って精密検査を受けましょう」と言いたくなることがある。しかし、それが簡単にできない患者だからこそ往診に呼ばれている。もちろん、どうしても精密検査をしないといけない場合もあり、そのタイミングを逸してはいけない。しかし、安易には口にしない。どんな患者が往診を利用しているのかという原点に立ち返って診察する。

ただ、携帯型の超音波診断装置や心電図、そして血糖検査は、在宅医療の現場でも並行して行うことが多い。時には血液ガスも測定する。緊急処置の必要性の有無が在宅でも可能なこれらの検査を通じて分かるのだ。

めまいを訴えて往診を依頼する患者は多い。一口にめまいといっても、「ぐるぐる」「くらくら」「ふわふわ」とさまざまなパターンがある。また、原因も脳や心臓の疾患、貧血など多岐にわたる。このため、めまいを訴える患者には細心の注意を払って診療を行う。

ある日、夜の9時過ぎに書類の整理や片付けを終えて診療所をあとにしようとすると1本の電話がかかってきた。

「めまいがひどいのでちょっと診てほしい。自分で歩けるから今からそっちに行く」

一度、家族の往診に行ったことがある家の60代の男性で、めまいを訴える本人からの電話だった。5分も待たないうちに診療所にやって来た。

問診に対する受け答えの滑舌も悪くない。めまいがあると言いつつも一人で自分の足で歩いて診療所まで来ている。さらに、歩いて来る間にめまいが治まってきたというのだ。しかし「はい、そうですか」と帰すわけにはいかなかった。問診をしていくと、数日前から冷や汗がすごいという。心臓疾患が疑われる症状だ。心電図をとると、心筋梗塞を疑う波形が見られた。「もう、大丈夫だよ」と言う本人を「念のためにきちんとした検査をしたほうがいい」と説き伏せて救急搬送を依頼した。やはり、彼は心筋梗塞を発症していた。

「めまい」などその症状を起こす原因がたくさん考えられる場合は、まず重症な疾患を想定し、一つひとつ不安の芽を摘んでいく。同時にその症状を起こすよくある病気も想定し、それに当てはまっているか確認していく。

他機関のスタッフもワンチーム

普段の在宅医療も、往診も医師一人では成り立たない。診療所のスタッフに支えられてこそ診療ができる。

看護師、理学療法士、介護支援専門員、医療事務職員まで、みんな私の無理や急な変更を受け入れてくれ、的確な助言をくれる心強いチームメンバーである。

また、在宅医療を行うには、他施設や他機関との連携は不可欠である。特に、訪問看護を依頼している訪問看護ステーションとの情報のやりとりは生命線ともいえる。

実際、私の診療所でもいくつかの訪問看護ステーションに訪問看護指示を出して、訪問看護を担ってもらっている。訪問看護師は、患者が私の前では言わないような訴えを聞き取り、症状の変化も敏感に察知してくれる。

在宅療養をしている人は介護保険を利用していることが多い。介護サービスの利用にはケアマネジャー（介護支援専門員）が必要である。ケアマネジャーは介護保険制度の要である。

患者の病状の変化、家族の介護力の状況、手すりやベッド等の療養環境などさまざまな相談をケアマネジャーと行う。介護認定区分に問題があれば早めに動くようにし、介護保険の主治医意見書に反映させる。

訪問介護員（ホームヘルパー）が入っている患者の場合、ホームヘルパーとも連携してあたる。私が知らない患者や家族のことをたくさん知っていて心強い。いろんな家で1日に複数回会う人もいる。

訪問診療現場で会ったホームヘルパーに「Jさん、この頃調子いいね」と声をかけると、「でも先週は心配でした。落ち込んで食事を食べてくれませんでした」と教えてくれたこともあった。何回かやりとりをしているとお互いに慣れてきて、現場から診療所へ連絡を取り合うことも出てくる。私たちが知らない変化を教えてくれたことで迅速に対応できたこともあった。

　そのほか、理学療法士、作業療法士、薬剤師などさまざまな職種が在宅医療に関わる。患者を核にして、いろんな医療機関、介護機関が集まって一つのチームができているのだ。

　重度の障がいを抱え、多数の医療機器を使用しているような患者の場合、家族だけでケアを担うのは難しい。３６５日24時間何が起きるか分からない。ケアをしている家族自身の健康問題が生じることもまれではない。私が訪問している、ある難病患者のケースでは、５人のホームヘルパーがチームを組み、交代で患者のケアをしている。

　公的介護には「重度訪問介護」というサービスがあり、障がいの程度によってはこうした24時間の介助を受けることが可能だ。このサービスは、高齢者を対象とした介護保険サービスとは異なり、原則として18歳以上の重度の肢体不自由者、重度行動障がいのある知的障がい者や精神障がい者を対象とした障害福祉サービスである。

障害支援区分「４以上」で、条件を満たす肢体不自由や行動障がいのある人が利用できる。15歳以上の障がい児も、児童相談所長が必要性を認めた場合には利用可能だ。ＡＬＳ患者のほか、筋ジストロフィーなどの難病患者、脳性麻痺、事故などで四肢が不自由になった人、重症心身障がいや強度行動障がいがある人などが利用している。

支援サービスの内容は、身体介護（入浴、排泄、食事、着替えの介助など）、家事援助（調理、洗濯、掃除、生活必需品の買い物など）、移動介護（外出時における移動の支援や移動中の介護）のほか、生活等に関する相談や助言や見守りなど、生活するうえで必要なこと全般である。こうした支援が整っていれば、患者本人も家族も安心して日常生活を送ることができる。

しかし、「重度訪問介護」の制度はまだまだ認知度が低く、患者や家族はもちろん医療関係者や、時には行政担当者ですら知らないことがある。介護を担う人手も不足している。普及度合いには地域差も存在する。この制度を広めるよう、国や地方自治体のいっそうの施策強化を期待したい。

何気ない会話や日々の観察が診療のヒントになる

往診医になって強く感じているのは、患者、家族、診療所のスタッフ、介護や福祉の外部スタッフといったほかの所属スタッフなどとの何気ない会話や日々の観察をおろそかにしてはならないということだ。

医療や治療に関する話はもちろんではあるが、それ以外の世間話からこそ今後の治療の方針や患者や家族が望んでいることを多く知ることができると考えている。

まさに患者のホームグラウンドである家だからこそ見せる顔やできる話がある。往診医になった頃は、それに戸惑ったこともあった。だが、その姿こそが真の姿で、それを目の当たりにすることにこの仕事の面白みがある。

会話のできない患者もいる。それでも、目の動きであったり、握り返す手の力であったり、会話以外でもコミュニケーションを取ることは可能であり、その重要性を痛感している。

Bさんは、市内でも山間部に位置する地域に一人で住んでいる高齢の男性で、看護師と二人で訪問診療に行っている患者だ。脳梗塞の後遺症で言語障害が残っていた。ある日、準備を整えて部屋に入っていくと、Bさんが手に持った新聞を指して、看護師にしきりに何かを訴えていた。

「先生、Bさんの言っていることがよく分からなくて……」

のぞき込むと新聞の日付に丸印が付いている。

「9月10日、こっちは11日……、少し前の新聞やね」

Bさんに確認すると、うなずいて今度は受話器を取って押し付けてきた。看護師にはピンと来ていないようだ。

「……最近、新聞が届かん？」

私が尋ねると、Bさんが「うんうん」とうなずいた。

「新聞読みたかったんやね、電話借りますよ」
新聞販売店に連絡して、ここ数日、新聞が届いていないことを説明して再配達してもらう段取りを整えた。Ｂさんにとっては、一人で過ごす毎日のなかで新聞を読むことはとても重要なことだったのだろう。彼は満足げな笑顔を私たちに向けてくれた。

Ｂさん以外にもＡＬＳで筋肉が動かなくなった患者など、言葉での会話が難しい患者は数多く担当してきた。彼らは言葉でのコミュニケーションはできない。でも、伝えたいことは私たちと同じようにある。だからこそ私たちは、患者が何を伝えようとしているのか、日々観察してきた経験値や五感を使って汲み取ることが求められる。

そうしてこちらから積極的にコミュニケーションを取ろうとすれば、患者もまた手が温かくなるなど言葉以外の手段で応えてくれることがある。そのような瞬間に立ち会うたびに私は、最後まで何かを伝えようとする人間の本質を見たような気がしている。

人間は最後の最後まで、何かしらのメッセージを伝えようとしている。それが患者と家族が素の状態でいられる場所に立ち会い続けた往診医として、私が得た実感だ。

第3章

在宅医療現場での逡巡
往診屋にとっての看取り

在宅医療だからこそ実現できること

在宅医療の現場で患者やその家族と話をしていると、患者の希望ややりたいことが湧き出てくるのを目の当たりにすることがある。これは在宅医療ならではの体験だと思う。

私が担当する患者のなかには人工呼吸器をつけていたり、24時間点滴をしたりしている人もいる。最初、私はそうした患者が外出するのは危険だと思っていた。しかし、状態がある程度落ち着いていれば工夫次第で実現可能で、日常生活活動度（ＡＤＬ）の改善、排痰能の向上などの効果に驚くことがある。

神経難病を患う60代のＣさんは、文字盤を目の動きで追って会話をしている。当初は延命に消極的で、「家族に迷惑をかけたくない」という思いが強かった。

ある日、Ｃさんは結婚して少し離れたところに住んでいる娘のところに行きたい、孫に会いたいと言う。Ｃさんの家から娘の家までは30㎞くらいある。ケアマネジャー、訪問看護師、理学療法士、ホームヘルパー、それに私が呼ばれて会議を行った。病状は安定している。いくつかの注意点をクリアすれば大きな問題はないと判断した。

最初は看護師が同行していたが、その後はＣさんと家族、それにホームヘルパーだけで出歩けるようになった。外出するようになってから、以前はふさぎ込みがちだったＣさんに笑顔が増えたようだった。

間質性肺炎という重い肺の病気を患う60代女性のＤさんは、毎分酸素５Ｌを吸入する酸素投与を受けている。「もう長くないから墓参りがしたい」という彼女の希望を叶えるため、私は在宅酸素療法の機器を扱う業者に電話をして、十分量の酸素ボンベを患者宅に持っていくようお願いした。そして、その酸素ボンベをもった家族に付き添われ、Ｄさんは墓参りに出かけて行った。

当日の私はさすがに不安だったが、その日緊急の電話が鳴ることもなかった。Ｄさんは無事に墓参りができ、私もホッとしたのを覚えている。

このように、在宅診療ではたとえ難病患者であっても本人の願いを実現できるケー

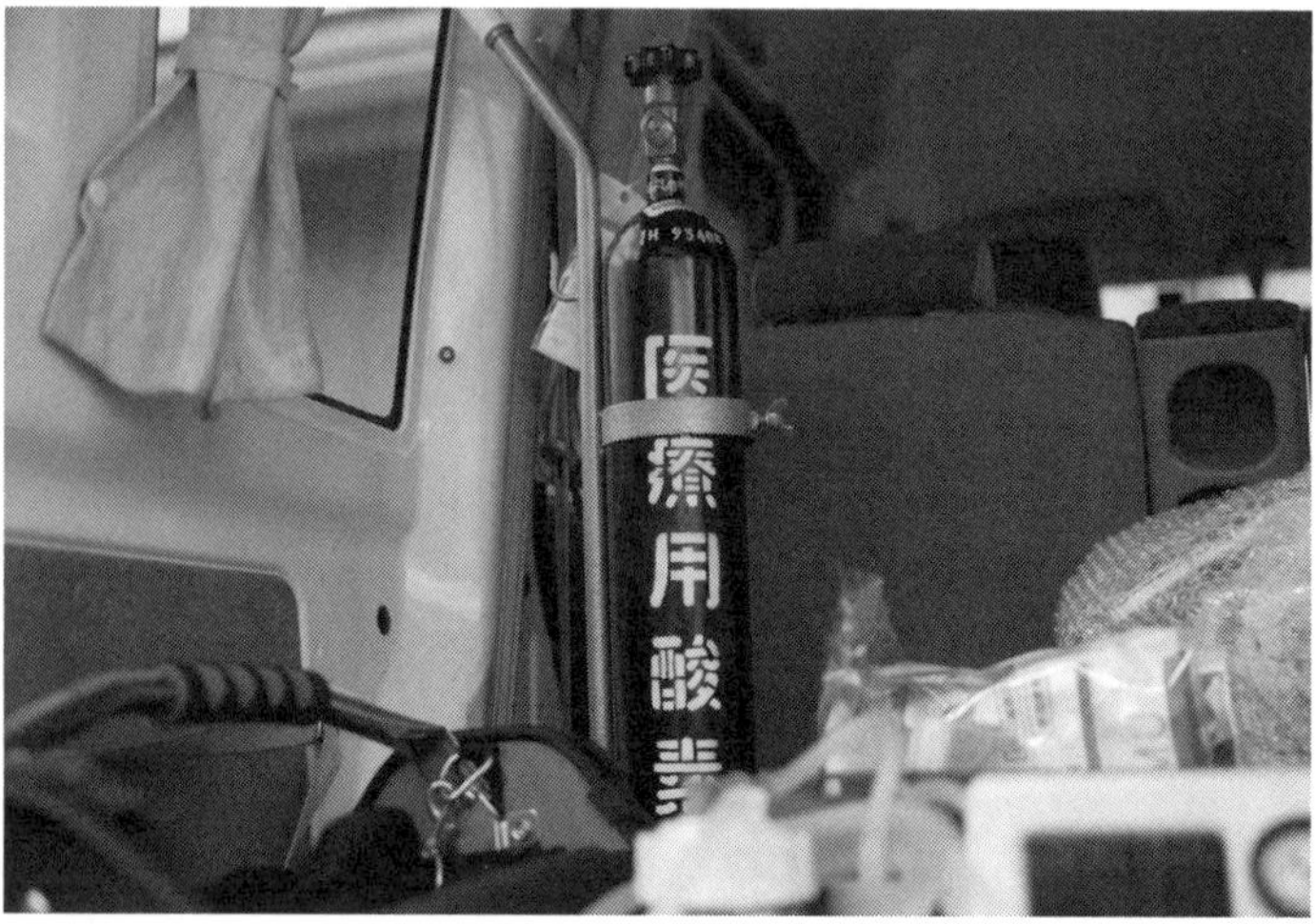

医療用酸素ボンベ

スがある。往診医としてその手助けを担い、患者に生きる希望を与え、私自身も患者から大きな力をもらうのである。

終の棲家で死ぬということ

　人間はいつか必ず死を迎える。その瞬間をどのように迎えるかは人それぞれだ。私は往診医として、これまでに２２０人以上の患者を在宅で看取ってきた。

　患者を在宅で看取る場合は、患者の家族や介護者のサポートがとても重要になってくる。病院に入院していれば24時間体制で医師や看護師が対応するが、在宅医療では代わりに、家族、介護者、訪問看護師、そして医師がこれにあたる。在宅医療の現場では、家族にも多少医療的なケアを依頼することがある。会話を重ねながら、家族に過重な負担をかけないように、しかし、家族自らがケアを行ったという充足感を得ることも大事にしながらお願いをする。

患者によっては、厳しい闘病のため、家族の頑張りが限界に達することもある。闘病が長くなると、家族も疲れた様子を隠せなくなってくる。だからこそ、最期のとき、大事な人が永眠するという寂しさとともに、お互いよく頑張ったなというねぎらいの感情が医療者と家族の間に自然と流れるように思う。

患者が息を引き取ると、看護師が全身を清拭し、気にいっていた衣服に着替えさせる。女性だと薄化粧をすることもある。この故人の最期を飾る行為は、家族と看護師が一緒に行う。その最中、闘病中の思い出話や故人の若いときの思い出話がポツポツと出てくることがよくある。

病院に入院して亡くなった場合は、家族がこうした死後のケアに参加することは少ないだろう。特にコロナ禍では、面会も制限され、亡くなって死後整えられてから初めて家族が入ることも多かった。住み慣れた家でのケアは病院や施設の中とは違ったアットホーム感がある。

在宅医療で一緒に長い時間を過ごすと、患者がその家でどんな存在だったかがよく分かる。家の中心として動いてきた人は、永眠したあとですら家の中心として振る舞っているようだというのを、往診医として過ごしてきて私は実感した。

最期の一週間

いよいよ患者の余命がいくばくもないという状況に差しかかると、私は患者に「誰か会いたい人がいたら、今のうちに会ってもらってくださいね」と遠回しに伝えている。

往診医をしてきて最近感じるのは、言葉にしなくても私の考えていることが、思いのほか表情で患者にも伝わっているということだ。患者の家に入っていき、家族にも寄り添っていく中で、患者の症状に変化があれば私自身も家族と一緒になって一喜一憂しているからだ。症状が改善すれば家族と同じように私もうれしい顔になり、もう打つ手がなくなってきたらガクンと沈んだ顔つきになってしまう。そのような経過を見てきた患者は、そろそろ危なそうだと判断したときの私の表情も、敏感に感じ取るようなのだ。特に、最期の一週間ともなると頻繁に患者のもとへ行くことになるので、ただならぬ雰囲気を患者も感じ取るのだろう。

勤務医時代は、自分の気持ちが表情に出ないようにしていた。しかし、往診医になってからの私はむしろ正直に感情を表に出して、医療の現場に立っている。

死はマラソンのゴール

私は、在宅での闘病はマラソンのようなものであり、死はマラソンのゴールであると考えている。特に死を迎える最期の何時間かはとても苦しいものである。痛みに耐えてきた患者にとっては、今までにない苦しみが襲ってくることもある。この苦しみに耐えられるだろうか、終わりはまだなのだろうか、という表情を見せるのだ。その苦悶《くもん》に満ちた表情は、周囲で見守る家族にとっても私にとってもつらい。

しかし、どんなに苦しそうな表情も、息を引き取ると安堵したような顔に変わるのだ。まさに、人生を走り切って、ゴールにたどり着いたときのようなホッとした表情と同じである。特に、60代から70代のがん患者は、人生をやり切ったようなまだこれからと思うところもあるような微妙な年頃であるが、やっと終わった、解放された、という顔で旅立っていく姿を見ると、これでよかったのかな、そうであってほしいなという願いも込めて見送るのである。

最期の瞬間、私は患者さんに「よく頑張ったな」「お疲れ様」というねぎらいの言葉をかけたくなる。佐々涼子さんの著作『エンド・オブ・ライフ』では、亡くなった患者に拍手する場面が出てくる。私にはそこまではできないが、心の中はそれに近い。死は決して駄目なこと、残念なことではなく、人生のゴールなのだ。

「患者の声」で決める最期

患者が死の間際まで苦しんでいるケースでは、どのような対応をするか。医療者として決断が問われる瞬間である。患者の表情が険しくなり、しんどい、助けてほしい、これ以上は耐え難いという意志が目や表情から読み取れると、私は医療用の麻薬の量を増やして対処する。苦痛はなるべく取り除いて楽にしてあげたいからだ。

在宅医療の現場に立って、患者の訴えをストレートに受け取り、患者を第一に選択することが増えたように思う。これ以上手の施しようがなくなった末期がん患者に対して、死期を早めることへの抵抗はほとんどない。苦しみしかない患者を一日でも長く生かしておくことが、患者にとって幸せなことだとは思えないからだ。

「先生、次はいつ来るんや」

Eさんが、すがるような目をして、帰り支度をする私に質問してきた。肝臓がんの転移により余命1カ月の宣告を受けた50代の男性だ。それまで気丈に明るく振る舞っていた彼が初めて見せた弱気な姿だった。その声色と私を見つめる視線から、これまでとは違う対応をしていかなければならないと悟る。

Eさんは余命宣告を受けると自宅で最期を迎えることを強く望んだ。住み慣れた空間で家族とともにとる食事により体力が回復しているようだった。余命宣告の期間をはるかに超える日々を過ごし、近くの公園へ散歩に行けるまでになっていた。

ところが奥さんの話からも、ここ最近は自力で歩くことも難しくなり、食事も思うようにとれていない。さらに、がんの痛みと死に対する恐怖でうつ状態となり家族との会話も減り、ふさぎ込んでいるというのだ。

末期がん患者でうつ症状になる人は少なくない。抗うつ剤を処方していたこともあったが、今はその選択はほとんどしていない。まずは患者や家族の話をよく聞き、必要であれば訪問回数を増やす。短時間でも何度も行くことで患者の不安がやわらぎ、うつ症状が悪化せずに済むことがあるからだ。

Eさんの場合も訪問回数を増やした。対話を重ねると、Eさんは強まる痛みの不安から絶望感を持っていることが分かり、Ｅさんとその家族と話し合いを重ねた。痛みの不安を取り除くことが最優先だという結論にたどり着き、医療用麻薬を導入し、量を徐々に増やしていった。薬の効果はすぐに出て、Ｅさんの表情は徐々に穏やかになっていき、不安を口にすることが減った。

１カ月後、血圧も低下し、Ｅさんの死期は近いと思われた。Ｅさんは「死ぬことは怖くないけど、痛いのは怖い」と強い視線で訴えた。麻薬の投与量を増やすと、もしかすると死期をさらに早めてしまうかもしれない。しかし、自分がもしＥさんだったらどうなのか、麻薬を増やしてほしいと心から思うのではないか。往診医になってからの私は、こんな場合の躊躇がなくなっている。

病院での死

病院で迎える最期は、在宅医療とは異なることが多い。病院では患者や家族の希望があれば一日でも長く延命することを基本としている。だから、点滴や酸素マスクを患者に付け、血中酸素濃度に常に気を配り、低くなればすぐさま酸素投与量を増やす。

また、病院では患者の容体が急変したことを見逃さないために、ベッドサイドの心電図モニターで患者の状態が24時間監視できるように電極を装着している。急変に対応するのが本来の目的である病院としては、多くの管を外すのは難しい場合が多い。

いよいよ危篤になると家族に集まってもらうことになる。しかしこのとき家族からは、家族全員がそろうまではどうにか患者を生かしておいてほしい、という要望が出ることがある。そうなると、患者の意識がほぼない状態であっても心臓マッサージや人工呼吸器、強心剤の投与などを行い、少しでも命を延ばそうと努力せざるを得ない。

家族の心情も理解できるが、患者本人にとっては必要以上の苦痛に耐えなくてはならなくなり、このような最期が、患者にとって幸せな死に方であるかどうかは疑問が残るところだろう。

もっとも、状態の悪い患者が入院する際は、延命措置に関する希望を家族に記入してもらい、病院側はそのチェックシートに沿った処置を行う。気管挿管をするか、人工呼吸器を付けるか、心臓マッサージをするか、昇圧剤の注射をするか、など多数の項目を○×でチェックしてもらうのだが、はっきりいって。○×では決められないようなケースバイケースのこともたくさんある。そもそも、チェックシートの内容を家族がすべて理解して記入しているのかも確証はない。

患者の電子カルテを開くと、チェックシートの内容をトップに表示させている病院もある。それは担当医以外の当直の医師が患者の最期を看取る場合に、患者の希望の措置を誤らないようにするためだ。しかし、急な心停止など想定外のことが起こった場合や、入院が長期にわたって患者の希望が変わるケースも考えられ、必ずしもチェックシートどおりに措置を行うことが正しいとは限らない。

一方、在宅で迎える最期は、患者もその家族もある程度覚悟ができていることが多く、看取りの直前にこのような延命措置を行うことは少ない。

在宅では患者の血中酸素濃度が下がってきても酸素投与量を上げないことも多い。死期が迫れば、下がるのが当たり前のこともあるからだ。そのうえで、想定外の急変や心停止などが起こったときは、家族と話しながらどのような措置をするかを決めることもある。

アドバンス・ケア・プランニング（ＡＣＰ）の現状と課題

人は命の危険が迫った状態になると、約70％の人が医療やケアなどを自分で決めたり望みを人に伝えたりすることが困難になるといわれている。そこで厚生労働省は、終末期にどのような医療やケアを望むかを前もって自分自身で考え、信頼できる周囲の人と話し合い、共有しようという取り組みを「アドバンス・ケア・プランニング（ＡＣＰ）」として普及・啓発してきた。より国民になじむようにＡＣＰの愛称を「人生会議」とし、11月30日を「人生会議の日」に制定して推進している。11月30日は「いい看取り・看取られ」の語呂合わせらしい。

ＡＣＰは米国が発祥の概念で、カナダやオーストラリアなど諸外国でも保健医療政策のなかで重要なものと位置づけられる。日本では２００７年に厚生労働省が「終末期医療の決定プロセスに関するガイドライン」を発行した。２０１８年に「人生の最終段階における医療・ケアの決定プロセスに関するガイドライン」に改訂されて以降、ＡＣＰとして推進されるようになった。

ＡＣＰの定義は、終末期医療に関する話し合いだけでなく、患者本人の気がかりや意向、患者の価値観や目標、病状や予後の理解、治療や療養に関する意向や選好、その提供体制も含まれる。

病院でもＡＣＰは進んできている。ただ、病院や医療関係者によっては、延命治療をするかどうかということを、ＡＣＰととらえているところもあるようだ。患者の容体が急変した場合に、気管挿管をするか、人工呼吸をするか、心臓マッサージはするか、といった項目が並ぶチェックシートに○と×をつけたり、食べ物が食べられなくなった場合に中心静脈栄養を行うか胃ろうを造設するかといったことを患者に決めてもらったりすることをＡＣＰとしている病院もあると聞く。

しかし、延命治療は希望しないとしている人でも、病状が安定しているときに急に心停止したら蘇生処置をしてほしい場合もあるだろうし、入院のときは体力もあって何があっても延命してほしいと思っていても、病状が悪化して長引くとその時点ではもう蘇生処置等はしてほしくなくなることもあるだろう。

人の命の終わり方は、○か×のチェックシートで決められる事柄ではない。

自分の最期を自分で決めること

２０１９年、ＮＨＫが『彼女は安楽死を選んだ』というドキュメンタリー番組を放送し、たいへん話題となった。多系統萎縮症（ＭＳＡ）に罹患《りかん》した50代の女性が、自らの意思でスイスに渡り、安楽死をするまでのリアルな記録だ。ＭＳＡは身体の自由が徐々に奪われていく神経難病で、この女性は自分らしいまま亡くなりたいと願っていた。日本では積極的安楽死は認められていないため、スイスの民間の安楽死団体を通して実行したものである。

この女性は、身体の不自由はあるが食事は自分でとれて、気管切開も人工呼吸器もしておらず、発話によるコミュニケーションも取れる状況であった。女性の安楽死を担当したスイス人医師は、「もし彼女がスイスに住んでいたら、こんなに早く死を選ばなくてもよかったはず」と話していた。安楽死はいわゆる自死行為であるため残念な結果だが、難病患者の苦しみは本人にしか分からない。

番組ではその対比として、同じ疾患の同年代の女性も取り上げられた。そちらの女性は身体の自由が完全に奪われて寝たきりであり、まばたきでコミュニケーションを取るのが精いっぱいの状況だ。気管切開をしていて発話はできず、さらに人工呼吸器を選択する瞬間の様子が描かれていた。明確に生きたいという意思表示をしたのだ。どちらが是かということではなく、どちらも本人の意思が尊重された結果である。

日本では、本人の意思を前提に、回復の見込みのない病の終末期にある患者に対して、延命のためだけの治療を中止し、死に至るまでの苦痛を緩和する行為を「尊厳死（消極的安楽死）」と呼んでいる。日本尊厳死協会では、尊厳死を「自然の経過のまま受け入れる死」「自己決定により受け入れた自然死と同じ意味」ととらえている。

私の担当する患者は尊厳死かこれに近い死を希望する人が多いが、どのような最期を迎えたいかは本人の意思を尊重したい。そのためには、本人が意思表示をできる段階で対話を重ね、本人の希望を聞き取ることが重要だ。苦痛しか残っていない終末期なのであれば、私はそれをいかにして取り除けるかを優先的に考える。その治療法によって多少死期が早まったとしても、である。

質問表を埋めるだけでなく

私の診療所では、病院で使われているようなチェックシートの用意はせず、往診の際の会話の中から患者の希望を聞き取って電子カルテに日付とともに逐一残しておく。治療の途中で方針が変わることもよくある。病院で余命1カ月と宣告されたにもかかわらず、在宅診療に切り替えたら10カ月半も生き延びた胃がん患者のケースがまさにそうだ。入院先ではできる限りの延命治療を希望していたが、家に帰ってから想定外に十分な時間を家族と過ごせたので、最期の1カ月はもう何もしないでほしいと訴えたのだ。自分が延命のための処置を受けている姿を家族に見せたくないという考えに変わったようだった。

特に末期がん患者や老衰を伴う患者に、チェックシートでＡＣＰを考えるのは無理がある。在宅医療ではもっと包括的に患者の希望を聞く。そして、状況が変われば再度話をすることが重要だと考えている。

私が患者から聞き取っている主な質問事項の例が次のとおりだ。

・点滴をどうするか

食事を摂取できない状態であれば点滴をしないと寿命が短くなる。逆に、点滴によってむくみや息苦しさが増したり、腹水や胸水が溜まったりして寿命を縮めるケースもある。点滴の希望を中心に聞くと、どのように亡くなりたいかがある程度見えてくる。

・医療用麻薬の使用、痛みの緩和をどうするか

楽にはなるが眠気や吐き気、便秘などの副作用が出るので、軽めの麻薬から始めてみることが多い。医療用麻薬の使用によって眠気が出る時間が増えても使用するかどうか。

・病状急変時に救急車を呼ぶか

病院への搬送だけは絶対に嫌という人がいるので考慮する必要があり、必ずスタッフや関係者にも希望を共有する。

・どのような状況になっても在宅を希望するか

家族の負担が大きくなっても在宅を希望するかどうかを本人や家族に少しずつ探っていく。考えが急に変わることもあるので、注意が必要だ。その場合でも、前はこう言っていたのになどと思わず、その変化を尊重する。そして、最期まで在宅を希望する場合は、本人の希望を大切にする。

・排泄をどうするか

自力でトイレに行くのか、おむつを利用するのか。また、おむつ替えを誰に頼むのか。

在宅医療の場合、同居の家族の存在を気にする患者も多い。自分が苦しんでいる姿を見せたくない、おむつ替えの姿を見せたくないなどである。最期まで家族に下の世話をさせることを拒み、亡くなる2日前まで頑張ってトイレに行っていた胆管がんの70代の女性患者もいた。しかし、重病人を寝床からトイレまで一人で行かせるのは体力的に不安があり、転倒などの危険もはらんでいる。

おむつの使用を受け入れても、家族の前で替えることは絶対に拒否とか、夫はいいが子どもたちには絶対に替えてもらいたくないという女性患者もいた。確かに、排泄問題は人としての尊厳に関わることであり、患者一人ひとりの価値観を大きく左右するものである。私はそのことに往診医になってから気付かされた。

尿道にカテーテルを挿入して導尿するかどうかもセンシティブな問題だ。患者の意思はなるべく尊重したいが、尿閉を起こした場合や肝性昏睡のようなケースではやむを得ず行うこともある。

これらの質問を、私は診療の中で行っていく。患者や家族の意思決定には曖昧さが残ることもあるが、それも当然のことと考え、あえて曖昧なままカルテに記載して残すようにしている。

死亡宣告をするタイミング

在宅診療の場合、病院のように患者を24時間体制で見守ることはできない。患者を心電図モニターで監視しているわけではないので、病状が急変して私が到着する前に息を引き取ることもあれば、家族が寝静まった深夜に静かに息を引き取ることもある。それゆえに、死亡宣告をするタイミングは臨機応変に判断している。

病院であれば、心電図モニターの波形がフラットになったら、死の三徴候（心停止、呼吸停止、瞳孔散大）を確認し、この時刻を明確に記す。医師にとって何度経験しても緊張する場面である。

一方、在宅で伝える死亡宣告はそこまで厳密ではない。深夜に息を引き取った患者の家族が私に気を使い、朝を待ってから連絡をしてくることもある。そのため家族が患者の死を受け入れた時刻が亡くなった時刻ということにしている。

在宅診療の看取りで注意すべきこととして、「24時間ルール」があるが、誤解されていることもある。厚生労働省の「死亡診断書（死体検案書）記入マニュアル」では、死亡診断書の発行ルールに関して次のように定めている。

> 診療中の患者が死亡した場合、これまで当該患者の診療を行ってきた医師は、たとえ死亡に立ち会えなくとも、死亡後改めて診察を行い、生前に診療していた傷病に関連する死亡であると判定できる場合には、医師法第20条本文の規定により、死亡診断書を交付することができます。この場合は死体検案書を交付する必要はありません。
>
> また、最終の診察後24時間以内に患者が死亡した場合においては、これまで当該患

者の診療を行ってきた医師は、死亡後に改めて診察を行うことなく「生前に診療していた傷病に関連する死亡であること」が判定できる場合には、医師法第20条ただし書《がき》の規定により、死亡後に改めて診察を行うことなく、死亡診断書を交付できます。

つまり、患者の死が生前に診療していた傷病によるものと医師が確認した場合には、最終の診察後24時間以内であれば診察なしに、24時間以上経っていても医師が診察をすれば、死亡診断書を交付できるということである。明らかに闘病していた病気が死因と分かっているのに、無用な検視や行政解剖を受けることは、患者にとっても残された家族にとっても、警察にとっても負担でしかないだろう。

私にとって、神経難病を患った70代女性のＦさんを看取ったことは忘れられない。人工呼吸器は絶対に付けないと決めていたＦさんが、いよいよ危篤となった夜のことだ。その日は痰が多くなり、痰を取る処置や点滴などをしたが、どうにも調子が悪そうだったので家族を呼んでもらった。ところが、家族の顔を見たＦさんは安心したのか、少し元気を取り戻したのだ。深夜3時過ぎ、主たる介護者のＦさんの娘を残し、ほかの家族は帰宅した。慌ただしい夜を過ごした娘は疲れてうとうとしていたが、家族たちは起こさずにそっと帰路についた。その直後、娘が明け方4時頃にふと目を覚ましたときには、Ｆさんの呼吸は止まっていたというのだ。

私に連絡が入り、Ｆさん宅へ向かった。娘は、自分がうとうとしている間に母親を死なせてしまったと責任を感じ、「私が殺したんです」と何度も言い続けていた。私は「病院に入院していたとしても、こういうことは絶対にある」という話をして、娘の気持ちをおもんぱかった。

そんなＦさんの娘の悲痛な叫びや心情を思うと、私はなかなか死亡宣告ができなかった。Ｆさんは明らかに呼吸停止してから1時間は経過していたが、「まだ温かいな、今呼吸が止まったばかりなのかな、動いてなさそうだけど心臓の動きはわずかにあるかもしれません」などと言いながら、時間を延ばした。深夜に帰っていったほかの家族とも再び連絡を取ってもらい、「あなたのせいではないよ」と慰めの言葉をかけてもらった。

その後、かれこれ30分以上経過してから私は娘さんの肩を叩いた。言葉は出せなかった。娘さんに頷くだけだった。

私が担当する患者の多くのケースでは、死亡宣告をしたあと、看護師がエンゼルケアをしている最中に患者や家族にねぎらいの言葉をかけ、タイミングを見計らいながら死亡診断書を出している。そのときの家族への声かけはそれぞれであるが、家族からは「病院ではできなかったことができた、家で良かった」と言われることが多い。往診医の存在意義を感じる瞬間である。

医療スタッフと家族が一丸となって在宅医療をやり遂げる

Gさんは80代男性で、末期の皮膚がん（悪性黒色腫）患者だった。末期の皮膚がんのケアを家族が担うにはかなりの負担が必要で、紹介を受けた病院からのカルテを見る限りでは、正直なところ在宅医療での対応は難しいというのが私の見解だった。

しかし、Gさんには「家で最期を迎えたい」という強い意志があり、家族も「ケアが難しいのは承知のうえで本人の希望を叶えてあげたい」と懇願してきた。そのため私も覚悟をもってGさんを担当することにした。

Gさんのケアの難しさの一つに皮膚にある大きな腫瘍に当てるガーゼを頻繁に取り替える必要性があった。症状がかなり進行し、腫瘍が自壊して持続的に出血する状況にあったのだ。

「先生、ずっと押さえているのにお父ちゃんの血が1時間以上止まらんのですよ。このままでは死んでしまう」

Gさんがトイレに行こうと動いたときに、腫瘍に当てていたガーゼが外れた。その瞬間、腫瘍から噴くように出血が始まったらしい。娘さんからの電話を聞いて、私は周囲の目につく限りのガーゼを往診バッグに詰め込んだ。タイミング悪く看護師が全員外に出ていたので、事務職員1人に運転してもらい、Gさんの家に急いだ。

患者の家に着いて私たちが目にしたのは、腫瘍から溢れ出た血でベッドの横の壁まで汚れている光景だった。娘は汗だくになり止血を試みているが、止まる気配がない。この状態では私が持参したガーゼでも量が足りない。同行した事務職員がそれに気づき、「できるだけガーゼたくさん持ってＧさんの家に応援に来て」と診療所に連絡した。「お父ちゃん、しっかりして」と意識が混濁する患者に娘さんは声をかけ続けながら、次々に汚れていくガーゼを片付けてくれた。娘さんに医療の経験はない。それでも怖じ気づくどころか、その場に留まって私たちを応援し続けてくれた。

やがて、ガーゼを多量に持って看護師が来てくれた。出血部位にガーゼを厚く当て、両側から大きく縫合針をかけ、糸で縛るとようやく出血は治まった。ただ、多量の出血でＧさんの血圧は低下した。輸血を継続して一旦意識は戻ったものの、翌日Ｇさんは亡くなった。

こんな場合に救急車を呼ばないのは非常識だったかもしれない。医療者ならば、病院に搬送して輸血すべきだったかもしれない。しかし、「家で最期を迎えたい」というＧさんのかねてからの希望とそれに応えるためにケアを続けてきた家族の姿を知る私には、その選択はできなかった。

在宅医療に向かない患者もいる

往診医として10年の間に多くの患者を診てきたなかで、病院に入院したほうがよかったのではないかと思う患者もいた。在宅医療を希望する多くの患者は、積極的な延命治療を望まない人が多いが、同居家族が患者のケアをできない場合やまだ治療の余地が十分にあると考えられる場合などは入院を選択したほうがいいと私は考える。

末期がん患者のＨさんは、もともと入院していた。本人も家へ帰ることを望んでいたわけではなかった。しかし、同居する家族の希望で家へ連れ戻され、私の診療所で担当することになった。

様子がおかしいと気づいたのは、訪問するようになってすぐのことだった。家族の希望で在宅医療に切り替えたにもかかわらず、私がＨさん宅を訪問しても家族はまともに挨拶もしてこない。見たところ、この家族はＨさんの日常のケアも介護保険によるヘルパーに任せきりにしているようだった。Ｈさんはおむつを替えることもなく、ほぼ放置されているような状況だった。

Ｈさんが息を引き取った際も、家に家族がいたにもかかわらず、第一発見者はホームヘルパーだった。結局この家族が私にまともにあいさつにきたのは、Ｈさんが亡くなったときだけだった。あとに聞いた話では、家族がＨさんを家に連れ戻したのは、長期入院をしていると定期的に病院に必要な物を届けなければならず、それが面倒だったからということだった。

Ｈさんに限らず、家族が患者に無関心な場合には、人手もあり十分なケアも受けられる病院で最期を迎えたほうが幸せなのではないかと思う。

また、在宅医療を希望し、積極的な延命治療を拒否する患者のなかには、まだ病院で治療すれば回復の見込みがあると思われる場合もあり、判断が難しい。

ある60代男性に、調子が悪いからと呼ばれて何度か駆けつけたことがある。何度訪問しても原因がはっきりしないので、私は難病を疑い、精密検査を受けることを勧めた。話を聞くと、食事がとれなかったり起き上がれなくなったりすることもあるというのに、患者本人も家族も病院に行くことを強く拒否していた。

しかし人生１００年時代の今、60代の彼は治療して治る病気であればまだまだ生きられる年齢である。在宅にこだわるあまり、自ら命を縮めることは違うように思った私は、本人と家族を説得し、紹介状を書いて基幹病院に行くよう促した。

患者の意志を汲むということであれば、本当は年齢に関係なく在宅医療に切り替えたほうが正解なのかもしれない。しかし、助かる見込みのある命を見逃すことに私は頷けなかった。

在宅医療がすべての人にとってベストとは言えないというのが今の私の実感である。

在宅医療と延命治療のはざまの対応

在宅医療を自ら選択した患者でも、治療に関する希望は人それぞれであり、延命治療的な処置を望むケースもある。私は、積極的な治療をすることで、ある程度の延命が期待できると判断した場合、患者に苦痛が増えなければ可能な限り対応する。

しかし、高カロリーの点滴や過剰な量の点滴によって胸水や腹水が溜まるような場合、それ以上は患者が苦しむことになる。そんなときは、小道具として手のひらサイズの「携帯用超音波診断装置」を使うことが多い。水が溜まっていく画像を時系列で見せながら、「先日はこのくらいだったのに、今はこんなに溜まっているでしょう。これ以上点滴を続けたら苦しくなりますよ」と丁寧に説明し、点滴を減らす方向に話を持っていくと納得してもらいやすい。

「これ以上延命治療しても意味がないですよ」という言い方や、いきなり「点滴はや

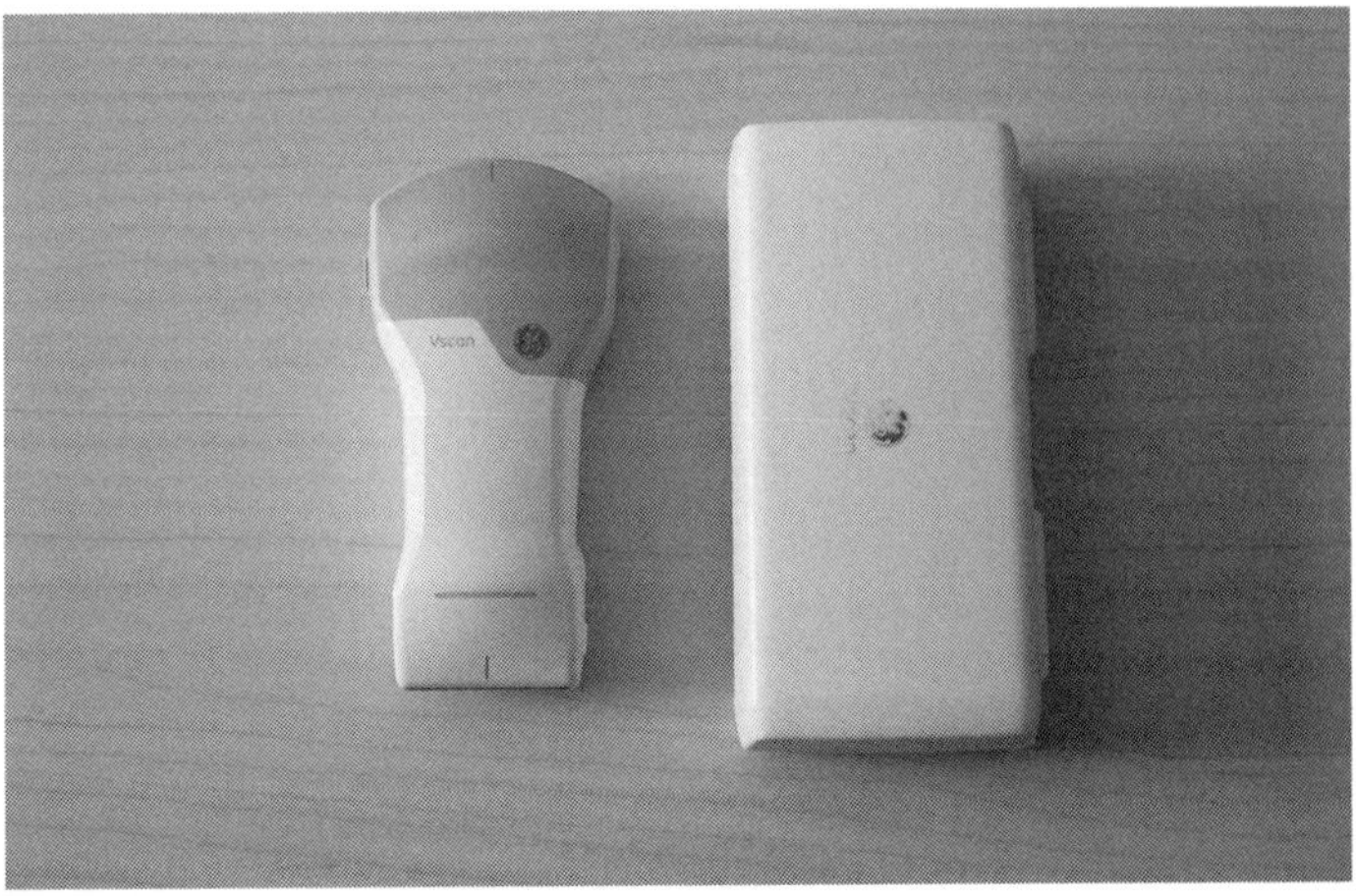

携帯用超音波診断装置

めたほうがいいですよ」というような乱暴な伝え方は決してしない。痛みや苦しみはできるだけ取り除いてあげることを約束し、患者が私の治療方針に納得してくれたら、延命以外の治療方法を探る。

末期の肺がんだった70代のYさんが、往診の帰り際に私に向かってベッドから手招きする。「何か大切なことを伝えたいのだろう」と察した私は、しゃがみこんでYさんの顔に自分の顔を近づけると、こう耳打ちをした。

「もう、楽になりたいよ」

同居している息子は、一日でも父親に長く生きてほしいと、ケアに積極的だ。

医療本などを読みあさり、父親に対する過剰な医療を要求してくることもあった。

Ｙさんも家族が自分のために一生懸命になってくれていることを十分に分かっている。だからこそ、家族に「もう、楽になりたい」と言うことができずに苦しんでいたのだ。それでもＹさんは、家族には聞こえないように私にそっと耳打ちしてきたのだ。


患者と家族の望む方向が違っている場合、明確な意志を確認できるのであれば私はできる限り患者本人の意見を尊重したいと考えている。

次の診療時に、携帯用超音波診断装置で肺に溜まった水を見せながら「これ以上の治療は本人が苦しむだけです」と医療的な事実を明示して、息子への説得を試みた。その結果、家族に気づかれることなく、Ｙさんの治療は延命よりも緩和を重視する方向に舵を切った。

在宅医療の現場では、患者と家族と私が同じ空間にいることが多い。それぞれが思い合っているからこそ、面と向かって本音が言えないことがある。そんな場面に遭遇したら、客観的な立場で、患者と家族がお互いに満足できるような道へ軌道修正することも大切だ。

医師として迷い続けること

往診医として患者の最期を看取る場面に数多く立ち会ってくると、私自身は終末期になったらどうするだろうかと時々考える。きっと私は迷うだろう、気持ちはあちこちコロコロ変わるだろうと思う。だから、同じように患者や家族が迷っても、一度決めたことを変えたとしても、それは当たり前だと納得できる。

たとえ在宅医療を始めてすぐのときに、点滴も処置も何もしなくてよいと言っていた人が、急に「やっぱり点滴して」と言ってきても、私はおかしいとは思わない。何年医師をやっていても治療方針には毎回悩むし、迷う。実際に患者の希望や状況をみて、変更することもある。私を支える看護師は大変だと思う。

しかし、これが私の信じる医師の道だ。だから、この先も私は迷い続けていこうと思っている。

第４章

専門外の疾病への処置、重篤者を受け入れる病院情報、感染症の流行……日々学び対応し続けることが往診屋の務め

地元に戻り医師として進むべき道を見つける

往診医になるまで、医師としては少し特異な道をたどってきた私のこれまでを振り返ることを許していただきたい。

私は生まれも育ちも四国の徳島県である。子どもの頃は走るのはいちばん遅く、絵や工作はクラスで笑われるくらい下手だった。一方で、勉強の成績はそれなりに良かったので高校は進学校に進み、将来は国の仕組み作りに関わることを夢見ていた。そんなふうだったので、大学は官僚を多く輩出している東京大学を目指した。

ところが、母方の祖父がしきりに「お前は医者になれ」と私に言った。確かに医師という資格があれば、食べることに困らないだろう。家族が病気になれば助けることもできる。祖父のことが大好きだった私は、その言葉が頭から離れないようになっていく。高校3年生のときに、その祖父が脳梗塞で倒れ入院生活を送ることになった。そして遺言のようにやはり「お前は医者になれ」と言い続けて亡くなった。祖父から託された思いと、現実問題として上京するための金銭的な問題も抱えていたため、地元の徳島大学医学部へ進学した。

しかし、当時の医学部は高度医療を目指す風潮が顕著だった。講義も実習も、いかに自分たちの医療技術レベルが高いかを競っているように見えた。カテーテルや内視鏡を使って、画面を見ながら繊細な治療を行う先輩医師の姿を見て、手先の不器用な自分は良い医者にはなれないという思いに駆られ、悶々として学生時代を過ごした。何せ私は実習では採血すらまともにできたことがなかったのだ。

そんななか、医系技官となった大学の先輩によるリクルート目的の講義が開催された。その講義により、医師でも行政に関わることができると知った私は、高校生の頃に抱いていた国に関わりたいという夢を思い出し、大学卒業後は上京して厚生省（現・厚生労働省）に厚生技官（現・厚生労働技官）として入省し、厚生省健康政策局総務課医療技術対策室へ配属された。

厚生技官（医系技官）とは、人々の健康を守るため、医師免許・歯科医師免許を有し、専門知識をもって、保健医療に関わる制度づくりの中心となって活躍する技術系行政官のことである。その後、労働省（現：厚生労働省）に出向し、労働基準局安全衛生部化学物質調査課 調査係長に任命され、政令、省令、通達などをつくる立場となったが、医療との直接的な関係が薄れていく仕事内容に疑問をもつようになっていった。ちょうどその頃、徳島県では救急医療やへき地医療の行政課題にあたる行政官として、医療の知識のある人材を募集していた。そこで、私は厚生省を辞め徳島県の行政職に移ることとなった。

徳島に戻り、徳島県庁に入庁すると、保健福祉部医療政策課に配属され、救急医療のための情報システムや、病院や消防で救急に関する情報を共有し連携するシステムをつくるため、各所と打ち合わせを行い課題解決方法などを模索する日々を送った。ここでは、東京での仕事と異なり、地元で多くの課題を抱えた医療の現場を直接見る機会が増えた。思い返すと、これが往診医になるスタート地点だったのだろう。

私は徐々に一度は自ら臨床の場に立ちたいという思いが強まってきていた。これを当時の上司に伝えたところ、人事異動の形で徳島県立中央病院救命救急センターに配属してくれた。大学を卒業8年後に、私は初めて臨床医となった。

救急などの現場で感じたのは、医療は総合力ということだった。実際の現場では特定の医療技術だけでなく、さまざまな診療科や分野の知識と経験、データの解釈・判断、そしてコミュニケーション力などいろいろなものが必要とされる。私は、臨床医としてのスタートは一般的な医者よりも遅く、手先も不器用で細かい作業は苦手であったが、代わりに行政での経験があった。自身の経験が活かされることも多く、総合的に対応するということであれば、この現場でやっていけるかもしれないと感じた。

このまま臨床医の仕事を続けていきたい気持ちが強くなった私は、救命救急センターでの指導医の紹介で、徳島県麻植郡（現：吉野川市）にあるさくら診療所の吉田　修先生と引き合わせてもらった。ありがたいことに吉田先生から一緒に働かないかと誘いを受けた。

さくら診療所の吉田　修先生は、医療機関として可能な限り24時間３６５日対応したいという考えの持ち主で、診療所を核にして地域を総合的に支えたいと考えていた。さくら診療所は、外来だけでなく、急性期の入院治療も行い、老人ホーム、介護サービス、病児保育、配食まで複合的な拠点として活動していた。

また先生は、若いときから青年海外協力隊等で活動され、地球環境や国際協力に強い関心があり、自らＮＰＯ法人ＴＩＣＯを立ち上げ、代表を務めている。ＴＩＣＯはアフリカのザンビアなどにメンバーを派遣して、保健ボランティアの養成、用水の整備、学校建設や教育支援、さらに専門である心臓血管外科手術の技術指導まで行っている。

困っている人たちを放っておけない吉田先生の人柄に大きな魅力を感じた私は、県庁を辞め、臨床医としてさくら診療所の門を叩いた。

さくら診療所では、肺炎、心不全、イレウス、がん終末期、神経難病などさまざまな患者を診る機会があった。内科だけでなく、縫合処置、中心静脈確保、胸腔や腹腔のドレナージ、胃ろうの造設など外科的な処置も行った。１日１００人を超える外来患者が来院したこともあり、忙しくも充実した日々を送ることができた。

当直での経験

臨床医となって7年経った頃、さくら診療所の勤務と並行して、私はある地方の病院に当直の手伝いに行くことになった。周囲に救急を受け入れる病院はほかにはなく、医師不足から当直医は私１人であった。

夕方6時、救急隊から受け入れ要請が入った。60代男性が自転車に乗っていて転倒し、左胸部を打撲して痛がっているという。血中酸素濃度SpO_2が90%まで減少し、酸素投与を開始しているとのことだった。血中酸素濃度SpO_2は、通常の健康な人であれば96～98%ある。

胸部外傷の疑いがあると考えて看護師に胸腔ドレナージ、酸素投与、そしてポータブルレントゲン撮影の準備を依頼した。救急患者が病院の救急室に搬入されたとき、その男性のSpO_2は毎分酸素10Lを投与しているのに88％しかなかった。血圧は80台で、脈拍は毎分１００回と高かった。

ひょっとすると、緊張性気胸かもしれない。以前に徳島県立中央病院救命救急センターでみた症例のことが思い出された。当時も似た状態の患者が搬送されてきたのだが、そのときは未熟ですでに心肺停止の状態の患者を救うことができなかった。その後、医学書を読んだり、研修に参加したりして、私は緊張性気胸がいかに緊急処置を要する病態かを学んでいた。緊張性気胸を起こすと、レントゲン写真を撮影している暇はない。すぐに胸腔穿刺して、胸の中にたまった空気を抜かないと心臓が圧迫されて死に至る。

しかし、現実として、レントゲン撮影もせずに、気胸と判断するのは非常に怖いことである。しかし、この男性は搬入されたときは胸が痛いと言ってやや興奮気味に話していたが、今は言葉を発しない。処置をしている最中にも、SpO_2は80％まで下がって血圧も70台まで低下している。左の胸には皮下気腫があった。私は意を決して、麻酔の針を胸郭に穿刺した。針が胸腔に達すると高い圧力で空気が戻ってきた。

ここまでくると緊張性気胸に間違いない。胸郭にメスで切開を入れ、ペアン（刃のないハサミのような形をした鋼製器具）で胸腔内まで穴を開け、トロッカーといわれるドレナージ用の管を挿入した。血圧が上がった。SpO_2も劇的に上がった。状態が落ち着いたあと、ＣＴ撮影するとやはり気胸と血胸があった。その後この男性は、10日の入院で後遺症なく退院することができた。この症例は、基本知識と基本の手技に忠実であれば、私でも臨床医としてやっていけるかもしれない、という自信を与えてくれたと思う。

在宅医療との出会い

さくら診療所での仕事は、救急とは違う学びも多かった。さまざまな基礎疾患を抱えた患者が重症になる前にどんなことに気をつけるべきか、できる治療は何かを徐々に覚えた。また、基幹病院から退院してくる患者をどのようにフォローアップしていくべきかを症例を通じて学んだ。症例を経験し、勉強会や研修会で病態に対する考え方や薬剤の使用方法を習っていく。

さくら診療所では在宅医療にも関わるようになった。診療所で入院して急な状態を乗り切ったあと、まだ不安が残る患者は、看護師とともに自宅を訪問して診療を行った。病院で入院していたときには見せなかった一面を、患者は自宅で見せてくれる。こんな私でも訪問するとほっとしたような顔をして歓迎してくれることがうれしかった。

しかし、診療所は忙しい場所で、外来は多く、入院患者も病状の変化が大きい。訪問診療や往診に出ていく私のことを理解し難いスタッフもいることを感じていた。

さくら診療所に勤務して10年目を迎えた頃、診療所に新しい医師を迎える話が出ていた。ちょうどいいタイミングかもしれないと、私は自分が新しいステージに進むことを考え始めた矢先の、２０１１年3月に東日本大震災が起こった。

甚大な被害や負傷者が増え続ける現地の様子を見聞きするたびに、遠く離れたところで何もできない自分が歯がゆかった。私は災害医療を学ぶ場を探した。

私の住む所から10㎞ほど離れたところにホウエツ病院という総合病院がある。ホウエツ病院は、徳島県から災害医療支援病院に指定され、ＤＭＡＴも派遣している。ドクターヘリなどの発着のために地上にヘリポートを設置している全国でも数少ない病院である。理事長の林 秀樹先生に相談したところ、快く勤務を受け入れてくれた。

ホウエツ病院では入院患者の担当のほか、救急当直などをさせてもらった。ＤＭＡＴ隊員の養成研修にも出してもらって、隊員となり、災害医療の訓練を受けた。災害医療を学びたいという目的が達成され、仕事も充実していたのだが、何かが私の中ですっぽり抜けている感覚が否めなかった。在宅医療で覚えた、患者の自宅で診療する魅力を忘れられなかったのだ。さくら診療所のときと同じように、病院に勤めたまま訪問診療をする方法もある。しかし、外来や入院治療をしていてはどうしても片手間になってしまう。私はせっかく勤務の場を与えてくれた先生方に申し訳ないと思いつつ、往診や訪問診療に特化した在宅医療専門の診療所を自ら立ち上げる決意を固めた。

こうして２０１４年11月、徳島県吉野川市に在宅医療に特化した診療所を開設した。往診を重視したい考えと私以外の医師にも参画してもらいたい気持ちから、名称は「よしのがわ往診診療所」とした。もともとコンビニエンスストアだった店舗を改造した建物を借り、私の考えに賛同してくれた看護師１人にスタッフとして来てもらい、診療所の仕事が始まった。

場所は変わっても日々研鑽

私は中央省庁での勤務を通じて国の医療体制などを考え、県庁では地域の医療課題の解決を考えた。そして今は、地域で患者宅まで出向いて診療をしている。一見まったく関係ない場で働いているようだが、根っこはつながっているように思う。情報を収集したり、省令などの文章を考えたり、関係機関で根回しや調整をしたりといったことは、実は今の在宅での仕事にも通じているところがある。昔行政職にいたときの勉強会や研修会の資料を引っ張り出してくることもしばしばだ。

救命救急センターで研修医をしていた頃から今に至るまでの経験は、もちろん現在の仕事に直結している。患者一人ひとりが教科書だった。

今、私が大事にしていることの一つにほかの医療機関、ほかの医師がどんな治療をしているのか常に知っておくということがある。在宅医療や往診のような仕事をしていると独善的な考え方に陥りやすい。ともすると自分流の治療をすることで満足してしまう恐れがある。それに歯止めをかけるため、今もホウエツ病院、さくら診療所の2つの医療機関に籍をおいて外来等の仕事をやらせていただいている。また、回診に同行させてもらうこともあり、それらは自分以外の医師の診断や治療の方法を知る貴重な機会だ。

また、基幹病院、専門医療機関との情報提供書のやりとりも重要な学びの場となる。今その分野の専門家が何を考えているかが分かるからだ。入院患者が在宅医療に切り替える際にはカンファレンスが行われることがあり、病院の担当医、看護師、リハビリスタッフをはじめ、ケアマネジャーや訪問看護ステーションのメンバーも一緒になって行う。カンファレンスは、該当患者の退院後の準備とともに、新たな知識の収集の場でもある。

在宅医療は内科的な診療が主となる。最近は内科学会などがオンラインで学会や研修会を開催している。コロナ禍以降、特にオンラインでの開催やハイブリッド形式（実際の会場参加とオンライン参加の両方ができる形式）が増えた。これは私のような都市部から離れていて、急患が多く地元を離れられないものにとってはたいへんありがたいことだ。

専門としていない診療科や分野の知識や技術には、教科書やYouTubeなどの動画も活用できる。日本には、専門家が一般医にも分かるように解説した教科書がたくさんあり、諸外国にはない特徴だと思う。

膝などの関節穿刺や痛みのある部位への注射方法なども教科書や動画で学んだ。最近膝が腫れて動けない高齢女性からの依頼で往診に行き、関節穿刺による関節液の排液を行ったが、こういう手技が上達したのは適切な教材のおかげだ。

在宅医療には、医学だけでなくほかの分野の勉強も求められる。心理学や行動経済学の知識は、患者や家族とのコミュニケーションや病状説明技術の向上に不可欠だ。スポーツの世界から戦略やメンタル面の整え方を学ぶこともある。宗教や哲学の本を参考にすることも増えた。

そして、これらの知識や技術は共有することが重要だ。診療所内のスタッフで共有するだけでなく、外部にも積極的に発信したいと思っている。

往診の現場に行ったら、基本は一人で患者と向き合わなければならない。そこでは己の知識と技術しか頼るものはない。日々の研鑽で自分の中にそれらを蓄え、常にアップデートすることが求められる。それはよしのがわ往診診療所で働くスタッフにとっても同じことだ。だからこそ、使えると思ったことはすべて、私とスタッフ、スタッフ同士での情報や知識の共有、技術の教え合いが大切だと考えている。これが上手にできれば、情報や知識、技術の蓄積を短時間かつ効率的に行うことができる。

シフト制のため訪問看護を担う看護師全員がそろうことはないが、月曜日の朝だけは全員が集まる朝礼を開催している。そこでは、患者に対する情報交換、学会や論文で得た最新情報、スタッフによる新しい医療機器の使い方などをレクチャーする。最後に私からみんなへジャンルを問わず、数分の話をさせてもらう。

私自身もそうであるが、現場では精神的なダメージを受けることも少なくない。そのセルフケアができるようにと心理学や認知行動科学などを学ぶための本を読むこともあるが、私の琴線に触れるような文章を抜き出し紹介することでスタッフにも何かを感じ取ってもらえればと思っている。

私はスポーツを観るのも好きだが、医療とはまったく関係のないスポーツの分野でも戦略や選手の臨機応変な状況判断などを、在宅医療の場で活用できないか考え、スタッフにも伝える。

ほかにも私は宗教や哲学の教えにも強い関心をもっているが、その教えのなかで患者や病と向き合うときに役立つ考え方などについて語ることもある。どんなことからでも往診医としてどこかへ活かすことができないかと考えて、それをスタッフと共有したいと思っている。ただ、非常に残念なことに、朝礼の時間も患者からの往診要請が入り中断しなくてはならないことが増えている。

そこで、ＩＴの力を借りて、私が朝礼で伝えたかったことをまとめた動画をスタッフ全員に支給しているスマートフォンに送信し、各自で視聴してもらうこともある。また、その一部をよしのがわ往診診療所のホームページ内にある私のブログにもアップして、私が日々考えていることなどを外に向けても発信している。

ＤＭＡＴ隊員としての経験

地域と医療の連携の重要性を強く感じたのは、２０１６年４月の熊本地震でＤＭＡＴ隊員として救助活動をしたときのことだ。東日本大震災時にアクションを起こすことができなかった自戒も込めて、よしのがわ往診診療所を開設したあとではあったが、ほかのスタッフの理解により私は救助活動に参加することにした。

熊本地震でとりわけ被害を受けたのは、震度７を記録した震源に近い益城町《ましきまち》だった。益城町は山々に囲まれた麓の町で、それは吉野川市にも通じるものがあり親近感を覚えた。「もしも、吉野川市で同じことが起きたら……」と、いつもの活動の場と照らし合わせて考えている自分がいた。

車はがれきで思うように道を進むことができず、ライフラインも分断されたままだ。いつもの当たり前がすべてなくなっていた。

地震直後ということもあり、病院は水も電気も止まっていた。救助隊から水が供給され、四国電力の電源供給車が私のいた病院へ来ていた。それでも、水と電気がまったく足りない。水と電気がないと医療というものは立ち行かなくなることを目の当たりにした。負傷した人の手当てはもちろん、人工呼吸器が動かないと、人工透析をしないと死んでしまう人がいる。また医療機器を清潔に保つための水がないと感染症を起こす可能性も高い。

似たようなことに在宅医療の現場でも遭遇することがある。患者の住宅事情はさまざまであるため、水や電気を思うように使えないことがある。

それでも、患者の状態を確認して優先順位を考えて、目の前にあるものでできることをする。極限状態で最善の救助をするための究極の取捨選択を迫られ続けた。

災害では医療需要が日常よりも多く、供給は圧倒的に少ない。そんな中で優先順位をつけて対処していかなければならない厳しさを知った。また、災害時は指揮命令系統およびコミュニケーション手段の確立や安全性の確保が極めて重要というのも身をもって知ったことであり、この経験を在宅医療や往診の現場でも活かしていきたいと思っている。

カンボジアの初期救急医療の指導経験

吉田　修先生主宰のNPO法人TICOでは、アフリカのザンビアでの活動のほか、カンボジアの救急医療の支援を行っている。私も2008年からこの活動に参画し、短期派遣ばかりであるが、カンボジアに行って現地でのトレーニングを行っている。

カンボジアは、現在急激に経済発展を遂げている。車、衣服、スマートフォンなど持ち物だけでいえば、私などよりよほど豊かそうだ。しかし、カンボジアは1970年代から1980年代まで続いたポル・ポト政権時代に医師を含む知識階級を大勢殺害した歴史があり、医療レベルは欧米や日本、近隣のタイ、ベトナムと比べて遅れて

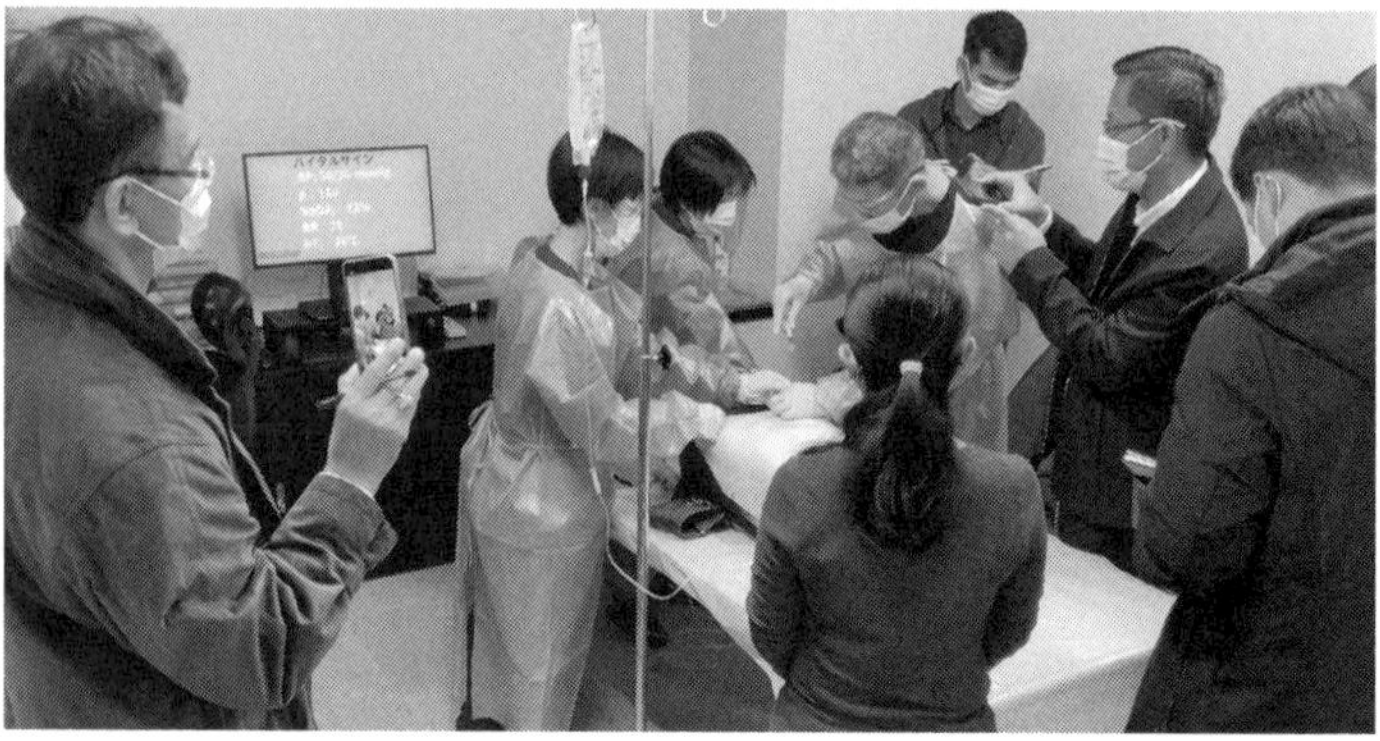

カンボジアでの救急隊員養成講座

いる。

私がＴＩＣＯの活動を通じて行ってきたのは、一貫して「初期救急対応能力の向上」である。初期救急対応は世界の医療の共通課題である。夜間や休日は対応できない、地方では対応できない、専門医がいないから対応できない、といった課題は全世界にある。しかし、外傷や意識障害等の緊急事態はいつでもどこでも起こり得る。そこで、救急のＡＢＣＤＥをはじめとした判断と治療の基礎を身につけるトレーニングをカンボジアでは行った。

実際に私のトレーニングを受けた救急担当の看護師が、意識障害の患者を救急車で迎えに行ったとき、舌根沈下や痰による気道閉塞の処置をし、バイタルサインなどを観察、評価しながら病院に搬送した。患者は脳卒中で麻痺が残ったものの、片杖で歩行できるようになっていると報告してくれたことがある。自分の指導が役に立てたことを実感した出来事だった。

そして、カンボジアの救急医療の支援に行っていて気づくのは、私は支援しているだけではないということだ。私自身が学び、医療の原点に立ち返ることができる。日本の医療制度がいかに恵まれているかを改めて痛感する機会でもある。

往診医を人間として成長させてくれる現場

私は往診医で人を助けているようで、実のところは医療スタッフや患者など関わる人たちから人生において何が大切かということを学ばせてもらっている。

乳がんを患い、つらい闘病生活を送っていた患者がいた。最期は家で過ごしたいとの希望があり、在宅医療を選択し、高用量の麻薬を使うことで、痛みの緩和に努めた。

患者が亡くなったあと、診療所の看護師が死後のケアをしに来た。彼女は普段どちらかといえば人見知りするタイプであり、患者家族も気難しいように見えた。

しかし、私が死亡診断書を書いて届けにいくと、看護師は厳しい看病生活を続けてきた家族をさりげなくねぎらいながら、亡くなった患者のエピソードを引き出し、エンゼルケアをしていた。気難しそうに見えた家族から笑い声も聞こえ、自然と故人を見送る温かい空間ができていた。私はその看護師の心遣いに感心した。

あるときは、１００歳を迎えた女性の訪問診療を担当していた。そのおばあちゃんはいつも朗らかで家族みんなからも愛されている存在だった。しかし、肺に水が溜まるようになり、最初のうちは週に１回の処置で済んでいたのが、水が溜まるペースが速くなり１日おきに訪問して対応するような状態になっていた。

おばあちゃんは苦しいはずなのに、枕元に置いてあった掛け軸を広げて「先生、人間はこれが大事よ」と私に言う。その掛け軸には大きく４つの漢字が書かれていた。

「和顔愛語」

仏教用語で「わげんあいご」と読む。仏教の教えに興味のある私はすぐに意味が分かった。和やかで温和な顔つきや、穏やかで親しみやすい振る舞いを表す言葉だ。まさに、おばあちゃんそのものだ。肺に水が溜まり呼吸も苦しい中でも、私に大切なことを教えてくれているのだ。彼女の姿に家族も和み、私も「そうだよね」と笑い返した。間もなくして、おばあちゃんは心不全により家族に見守られて、ほほえみを浮かべたまま永遠の眠りについた。

忙しかったり、精神的にダメージを受けるような現場に出くわしたりすると、どうしても眉間にしわが寄り険しい顔になってしまう。そんなとき、おばあちゃんとのやりとりを思い出す。すると、不思議と心が温かくなり、眉間に寄っていたしわが少しずつ緩んでいく。人を相手にする仕事をしている往診医は「和顔愛語」でどんな人にも対応しなければいけない。往診医をするうえで、すべての基本になり得る教訓を教えてくれたのは、患者でもあり、人生の大先輩のおばあちゃんだった。

第5章

地域医療に隙間を作ってはならない――
往診屋として、一人の住人として、
地域を元気にする

自分の未来を予言していた論文

私は厚生省（現・厚生労働省）で感染症の対応など医系技官にしかできない公衆衛生の仕事がしたいと思っていた。だが実際は、最初の2年間は使い走りのような作業が多かった。上司が政策立案をするために必要な資料集め、国会予算を決めるときや法律の審議の際に大臣や国会議員からの質問に答えたり、重鎮とされる政治家の根回しに使うための資料を作ったり、コピー取りなどをこなす。

そんななか、私は１９９６年の日本医療機器学会のシンポジウムで論文を発表した。その論文は行政の立場から見た在宅医療に関するもので、地域における医療サービスの中核として、かかりつけ医の役割に期待したいとまとめている。入省してから3年目に上司に命じられて書き、発表したものである。まさかその18年後に自分が在宅医療に真っ向から関わっているとは思っていなかった。

公衆衛生という言葉を大事にする

厚生省では、公衆衛生に関わる仕事が主であった。公衆衛生とは、ざっくりいうと国民の健康を組織的に守るための施策である。具体的には感染症対策、母子保健、歯科保健、難病対策、精神保健、食品衛生、環境衛生などさまざまな分野にわたり、医系技官はその政策立案から実施に至るまでのすべてのプロセスに関わる。

円滑で適切な問題解決に向けて分かりやすい資料を作成したり、関係機関や団体と意見交換したりすることも多いので、医師のスキルだけでは務まらない。行政官としての知識やマネジメント能力、コミュニケーション能力、危機管理能力も必要だ。

医師にとって臨床現場で一人ひとりの患者と向き合うことも非常に大事だが、厚生省では俯瞰《ふかん》して社会全体で国民の健康や環境に向き合うことの大切さをたくさん学んだ。

地域の公衆衛生としては、水俣病のような巨大な環境汚染に対する取り組みもあれば、日常に根差したたばこの吸い過ぎを防止するための取り組みなどもある。そのような仕事を広義でとらえると、地域で健康に不安のある人を早く拾い上げて治療につなげることも公衆衛生の考え方につながると思う。

往診医をしている今、地方の田舎町ではなかなか医療にアクセスしにくい高齢者や障がい者、引きこもり気味な人がいることに気づく。本人はもちろん、その家族も困っていたり、近所の人が心配していたりするのだが、解決策がなく、ただ途方に暮れているのだ。しかし、放っておくと問題は大きくなるばかりだ。早く医療を受ける機会を作らなければならない。私はそのような地域の人々に対して、少なくとも医療に関することでは役に立っているだろう。

私の頭の中では、地域社会と自分の関係を考える計算機が常に動いている。ここで今いちばん社会がうまく回る方法は何か。救急車で運ぶことか、それとも自分が往診して処置をすることか。搬送や処置にかかる時間、患者の負担、搬送後の帰宅手段や容体が変化する可能性などあらゆることを計算する。

自分を社会の中の一つの道具として見た場合、自分が往診して処置をするのが最適解という結論になれば動く。反対にあまり遠いところであったり、明らかに最初から専門医を受診したほうがよく、通院もできそうであったりすれば断ることもある。

地域の基幹病院や協力してくれる連携病院、一緒に働いてくれる訪問看護ステーションとの協働を意識して、地域の一人の往診医として何をするのが最適なのかを考えて動いている。

医療を通じて地域社会を回す

医療従事者だからこそ、地域に貢献できることはたくさんある。私が往診をしている地域では高齢化が進み、認知症の人も増えている。相談や往診依頼が入れば、たとえ初診患者であっても可能な限り赴く。

時には市役所を通じて往診依頼が入ることもある。向かった先がゴミ屋敷のような家だったときのことは今も忘れられない。市役所職員の話では、病気があるかもしれないから診てほしいということだった。ゴミをかき分けかき分け、家に入っていくと家主のKさんがいた。Kさんは大病を患っているわけではなかったが、体調の悪さはゴミ屋敷と無関係ともいえず、その後のゴミの処理を行政につないだ。さらに、Kさんが生活を立て直せるよう、生活保護の手続きをしてもらった。

このほかにも、高齢者で介護保険の利用が必要だという人がいれば、市役所に相談して導入してもらうこともよくある。介護保険サービスを受けられるようにするために、私が意見書を書くこともある。

医療を通じて、社会を少しでも円滑に回すことができれば幸いだと思う。

これからの地域医療に必要なこと

超高齢社会を見据えると、今後は家に来てくれる往診医の需要がもっと高まるはずだが、現状でも人手は不足している。この状況を補うために24時間対応の訪問看護ステーションがもっと増えたらいいと思っている。

訪問看護ステーションは患者の主治医の所属機関を問わず、訪問看護指示書の交付によってサービスを提供する地域に開かれた独立した事業所である。看護師や保健師、助産師など看護の専門職が患者の家を訪ね、病気や障がいに応じた看護を行う。

病院と同じような医療処置も行うのだが、現在の制度では主治医の指示がないと行えない。つまり、対象となる医療処置に関して医師の治療を受けている人でないと訪問看護を利用できないということになる。救急車や医師を呼ぶほどではないが、なんとなく具合が悪いとか、急に転倒してしまったなどで緊急対応を望む人がいたとしても、初診患者には対応できないことになってしまう。

だが、訪問看護のキャリアが長い看護師であれば、初診患者でも病院に行くべきか在宅でも問題ないかの判断ができる人は多い。スキルの高い看護師をもっと在宅医療の現場で活躍させることができれば、不要不急の救急要請が減り、長期入院することなく在宅で過ごせる患者が増え、結果的に医療費の削減にもつながるはずだ。

また、初診・再診にかかわらず、地域にいつでも利用できる訪問看護ステーションが十分にあれば、夜間や休日に何かあったときでも安心して在宅で過ごせる人が増えると思う。訪問看護ステーションが地域在宅医療の核として動くためには、医療処置などの判断を医師が常にサポートする体制が必要である。この体制が構築できるよう、国には柔軟な制度が求められ、地域自治体のサポートも欠かせないと考える。

超高齢社会に本当に必要な介護サービスとは

そしてもう一つ、訪問看護ステーションと並んでこれからの地域医療に欠かせないのはホームヘルパーの存在である。超高齢社会でさらに需要が高まるのは明らかだ。

高齢者は運動機能が衰えてくると、日常的な動きでもふとしたときに転倒したり、それまでできていたことができなくなったりする。ベッドからトイレに行こうとして動けなくなった、風呂場で動けなくなったなどだ。

そんなとき、独居や、家族がいても老老介護であれば救急車を呼ぶしか手立てがないという人も結構いるのだ。呼ばれた救急車も、病気ではなくてもとりあえず病院に連れて行くしかないということになる。往診医はそのような人から呼ばれることもある。だが、ここで必要なのは医師ではなく介助をしてくれる人だ。

実際に高齢者を抱えてベッドまで介助するのは、私よりもホームヘルパーのほうが断然慣れていて上手なのだ。ホームヘルパーを雇っている病院もあるが、すぐに来てくれるわけではない。このようなケースのために、夜間でも緊急対応可能な介護サービスの事業所が今よりも十分に整備されることが理想だ。

現状の介護保険制度では、訪問介護を利用できるのは要介護認定を受けた人だけだ。ケアマネジャーがケアプラン（介護サービス計画書）を作成し、それに基づいて介護サービスを受ける訪問介護事業所と直接契約を結ぶという一連の手続きが必須だ。つまり何の手続きもなしに、突然ホームヘルパーを呼び出すことはできないのだ。しかも介護認定の審査はとても厳しく、日常生活や心身の状態など、かなり細かく踏み込んだところまで聞き取り調査が行われる。

高齢になると、身体機能低下や関節炎などさまざまな問題が生じるが、自力で日常生活が送れる人であれば審査が通らないこともある。そのような人が自宅で急に動けなくなることもあるのだ。

こういったケースで介護が初めての人でも、困ったときはいつでも利用できるような24時間対応の介護サービスがあれば、医療と介護保険制度の隙間の問題を埋められるだろう。この仕組みをうまく機能させれば、急にベッド脇や風呂場で動けなくなっても安心だし、無駄な救急車出動や病院の対応も減り、医療費の削減にもつながる。とにかく、急に何かあったときに対応できる制度、救急車を呼ぶ以外の方法の整備が急務だと思う。

2025年には団塊の世代が75歳以上の後期高齢者となり、急速な高齢化に拍車をかける。柔軟な介護サービスの需要はますます高まるだろう。供給がまったく追いついていない現状に、医療界や行政も気づいているはずである。もっと危機感を覚えるべきだと思う。

コロナ禍で起こった医療界隈の変化

新型コロナウイルス感染症の拡大を機に、病院を取り巻く環境は大きく変わった。コロナ感染患者の受け入れで切迫した医療機関もあれば、発熱患者を断る医療機関もあった。患者側の意識も変わり、感染対策のために少々のことでは病院に行かなくなった人も増えた。

この状況は新型コロナウイルスが５類感染症に移行した現在もあまり変わらず、コロナ禍以前に完全に戻ったとはいい切れない。患者側もその状況に慣れ、急患対応をしてくれない病院へは薬だけもらいに行くというように、病院を色分けするようになったと感じる。

また、以前は何かあったら病院に行けばいい、とりあえず病院に入院すれば大丈夫だろうと考える人が多かった。しかしコロナ禍を転換期としてこのような人が減り、自分の親に何かあったときに、慎重にそのあとのことまで考える人が増えたように感じるのだ。その延長線上に、在宅診療の需要も増えている。

患者側の意識だけでなく、医療機関側にも大きな変化があった。見逃せないのが、さまざまな手続きのオンライン化が進んでいることだ。コロナ関連の行政への報告をはじめ、マイナンバーカードと健康保険証のひもづけ対応、診療報酬の請求、オンライン問診票やオンライン診療の導入などが一気に進んだ。しかし、オンライン化に対応できない医療機関も多く、医師が高齢の場合はそのまま廃業してしまうところもあった。

急な病態の変化に対応する医療機関が減ったことにより、今後大きな変化が予想される。

最近の例では、ある患者は腹痛を訴え、かかりつけの医療機関を受診したが、ここでは問診しただけで、大きな病院にかかってくださいと言って紹介状だけを渡された。患者はすぐに受診する交通手段がなく途方に暮れてしまった。

そして翌日、患者の妻から私に往診依頼があり、訪問すると黄疸《おうだん》が出ており、発熱もある。エコーで胆石からの胆嚢炎、胆管炎が疑われた。

そこで私は基幹病院に連絡し、発熱があることも伝えた。病院は、コロナ流行時期でもあり、受け入れを逡巡していたが、すでにコロナの抗原検査は行っており、陰性であること、家族に発熱者はいないこと、鼻汁、咳などの呼吸器症状はないことを説明すると受け入れてくれることになり、救急車で搬送されることになった。

また、急病で入院したあと、これをフォローできる医療機関も限られてきたと感じている。

私の診療所で受け入れることになった90歳の男性Ｌさんも、行き場をなくしかけていた患者だった。Ｌさんはある日急に肺炎を起こして、救急病院へ運ばれた。病院で治療を行い、容体は改善して退院可能となったが、高齢のために歩けなくなってきており、酸素療法も必要になった。しかし、救急病院では退院後までフォローはできない。そこで訪問診療や往診を行う、よしのがわ往診診療所で診ることになった。

私のように在宅医療を行う診療所が、救急病院などの高次医療機関からの受け皿のような役割を求められていると感じる瞬間が増えてきている。

地域人の一人として

徳島県吉野川市に移住して約20年、これまでたくさんの地域の人たちと関わり、支えてもらってきた。畑のこと、用水のこと、子どもの送り迎え、学校行事、祭り、清掃作業、いろいろなかたちで地域の仕事や行事に参加するなかで、私は住民一人ひとりが自分の得意技を使って地域社会を支えていることを実感した。

地域社会に身をおいていると、医療という分野は特別なものではなく、医師という職業も社会の営みの一つだと感じる。

地元で行われる秋祭りでは、20人ほどで担ぐ屋台（山車の一種で屋根が付いたもの）が登場し、私の子どもも屋台の上で太鼓を叩かせてもらったことがあった。私もハッピを着て一緒に屋台を担ぐ。

祭りの日は、屋台と自分の仕事を行ったり来たりすることになる。祭りの最中には、屋台から落ちるなどしてケガをする人もいる。そんな場合には応急処置が私の仕事になることもある。

忙しないように思えるが、地域の一員として参加する祭りの場を、私は毎年楽しいと感じている。

地域の出会いを大切にする

私の診療所で働くある看護師は、元は私が訪問診療に行っていた高齢者施設のスタッフだった。気さくな人柄で、よしのがわ往診診療所のスタッフたちとも親しくなっていた。あるとき一緒に食事をしていると、准看護師だった彼女が、これから正看護師の免許を取得するために学校に行くと話してくれた。

その話を聞いた私は応援したいと思い、私の診療所で働きながら学校に行かないかとスカウトしたのだ。子育ても仕事もしながら資格取得をするのは容易なことではない。学業優先でシフトを組むなどの協力はしたが、試験前は仕事場でも隙間時間に勉強していたのを覚えている。無事に合格したと聞いたときはみんなで喜んだ。

その看護師は、もともと往診に興味があったわけではなかった。診療所に来た頃、「飛び込んでみたら、予想以上にバタバタ」で、想像していたのとまったく違っていたらしい。「往診に行ったら喜ばれるどころか、結構ひどいことを言われることもあるし、顔なじみの患者さんや家族に先生のファンが多いのはいいけど、今度は離してくれなくてつい長くなっちゃって大変や」と笑いながらぼやいていたことがあった。

率直な感想を話してくれる彼女から「在宅医療は患者さんを中心に、家族がいて、先生が来て、家ならではの過ごし方ができるところが良い。患者さんと深く関われて、患者さんのために一生懸命に看護するやりがいがある」と聞いたときは、誘って良かったと思った。

患者や家族の一言に救われる

最近の患者で印象的だったのは、褥瘡が治った96歳の女性だ。かなりひどい褥瘡で、家族と一緒に協力しあってケアを行った。家族は夜も起きてきて体位交換をし、そうして処置を続けるうちに女性の褥瘡は治癒した。

治療中の半年ほどの間は、女性はいつもだんまりを決めこんでいて会話をすることがなかったのだが、褥瘡が治ったらしゃべり始めたのでとても驚いた。家族もとても喜び、「ずっと家で、家族で診てきて良かった」と言っていた。

在宅医療の仕事は、認知症や末期がんなど治療困難な患者の家に行くことが多く、仕事としてこなしていくだけだと思うと、正直しんどくなってしまう。しかし、丁寧に関わりをもって、家族も少しずつ介護力を身につけていくと、治療困難と思われた患者でも家で過ごす時間をもつことができる。自宅で過ごす患者や家族が穏やかな時間を過ごす姿を目の当たりにすると、ふっと肩の力が抜け、在宅医療に携わっていて良かったという気持ちになる。

公的医療保険制度で往診が受けられる日本

往診というシステムは、日本だからこそ成り立つ要素が2つある。

1つ目は治安面だ。夜間に患者に呼ばれて出かけて行っても強盗に遭うことはない。少なくとも私は今までなかった。これが諸外国の銃社会であれば、医師の安全は保障されないと思うのだ。

2つ目は公的医療保険制度が整っていることだ。全国津々浦々どこの病院を受診しても公的医療保険が使える国は当たり前のことではない。

諸外国では民間の医療機関での医療サービスを公的医療保険がカバーするという発想がないところが多い。公的に受けることができる医療と、それではカバーできない医療を個人的に望むのであれば、全額自費負担ということが当たり前なのだ。すなわち、私たちのような民間の、もっといえば開業医などの医療機関が公的保険制度を使って、個々のニーズに応じて往診や訪問診療を行うことはまれなのである。

また、日本では本人の意思で病院を選ぶことができ、セカンドオピニオンも自由だ。日本国内であれば旅先など遠方でケガや病気をしても、その周辺の病院に飛び込みで受診できるのはたいへん便利なシステムといえる。

往診も同じで、初診で急に呼び出しても、場所を問わず公的医療保険が利用できる。

このシステムは日本の宝といっても過言ではない。だが、現状では往診に関しては、訪問診療ほどには活用されていない印象がある。このまま活用する人も増えず、それに対応する医師も増えなければ、膨らみ続ける医療や福祉の予算を抑えるために、往診で利用可能な費用が削減されてしまうのではないかという危機感がある。

入院をせずに在宅でできる限りの対応をするなど、私は増え続ける高齢者の医療費抑制に往診は一役買うことができると思っている。だから、このかけがえのないシステムをどうにか守り続けて、往診も医療を受けるときの選択肢として当たり前のようにその候補に挙げられるような未来を望んでいる。

さらに、重い障がいや難病を患っている患者の往診に対して、重度医療や難病医療といった公的医療制度が適用されていることの重要性も知ってもらいたい。

需要が高まる往診

私は、今の往診や訪問診療中心の診療所を開業してから、需要の多さにたいへん驚いた。開業前は、正直こんなに往診依頼があるとは思わなかった。往診医をやればやるほど需要があると感じる。実際に、私が担当する患者の数は年々増えていることに加え、往診で行く場所の範囲がじわじわと広がっているのだ。

以前は半径12㎞程度だったのが今は16㎞になっている。しかし、こちらも患者が増える一方で対応できるリソースには限りがある。往診依頼のなかには悪化しそうなことがはっきりしている患者もいるが、遠方で行きづらい場所からの呼び出しは悩ましい。

コロナ禍以降は自宅での看取りを選ぶ人が増えており、生活の質（ＱＯＬ）の向上のためにも人生の最期は住み慣れた場所で過ごすことを望む傾向は今後も続くはずだ。

そのような高齢者を救うためにも、往診の需要は今後ますます高まる一方である。しかし、現状では往診医の質・量ともに圧倒的に不足している。特に、私は地方で往診医が増えることを切望している。

これだけ急速に超高齢社会が進む日本だからこそ、この難局を乗り切るためにもっと在宅医療が普及するべきである。そのためにさまざまな選択肢があるなかで、私がいるような地域だと往診が医療の隙間を埋める役割を果たしている。

同じような境遇にある医療従事者たちも、往診医という道があることを知って、その選択がベストかもしれないと考えたのなら、ぜひこの世界に飛び込んできてほしい。また、過疎化が進む地域を担当する行政の人たちにも、課題解決の糸口として往診や往診医に注目してもらえればと思っている。

おわりに

私がこの本を執筆する目的は大きく2つある。

1つは、在宅医療という分野をメジャーにしたいという思いである。

すでに述べたように、在宅医療の需要は高まってきている。コロナ禍で私たちの生活は一変した。現場に立つ人間として在宅医療が、外来、入院と並ぶ第3の医療の場として確立しつつあると実感している。その一方で、その担い手はまだまだ不足している。需要に対して医療の手がほとんど足りない状況だ。

だからこの本を通じて、在宅医療に関心をもってもらい、この分野に飛び込んでくる医療関係者が1人でも増えることを心から期待している。

あまり知られていないが、在宅医療現場は実は働く時間が限られている人にとっても働きやすい場だと私は思っている。昼間の短時間だけ、夜間の短時間だけ、休日の数日だけなど、自分の動ける時間に訪問などを行うよう調整できることは意外と多い。

育児中だったり半引退を考えていたりする人に勧められる仕事だと思う。そして、この分野に参加する人が増えれば増えるほど、そういった柔軟性のある働き方の可能性が広がる。

まだ、スタッフ不足で難しい職場も多いのかもしれないが、人材が一定以上確保できれば柔軟な働き方を許容できる職場も増えるだろう。むしろ、人を集めるためには正規や常勤といった日本特有の雇用に縛られない働き方を在宅医療の担い手たちが率先して開拓していくことが必要だと考える。

さらには、在宅医療の提供レベルも高めなければならない。在宅医療は内科だけでなく、小さな外科的処置や整形外科的処置、耳鼻咽喉科的診察と処置、泌尿器科的な診察と処置等が必要とされる場面が多い。先に述べたように、外来通院ができなくなっている人が増えていることを考えると、今後ますます需要は高まる。

私は、可能な範囲でこれらの診察を行ってきたが、こうした分野の専門家が部分的にでも在宅医療に参画してもらうことが理想であるし、専門家が参加することで医療内容のレベルアップができる。週に1回、1時間でも診てもらえる仕組みがあれば、どんなに患者が助かることかと考える。

在宅医療には精神科の専門医も不可欠だ。在宅療養する人のなかには、さまざまな精神的な問題を抱える人もいる。病院の緩和ケア病棟では精神科医が医療チームに入っていることが通常となってきているが、在宅での緩和医療でも同じように必要なことである。

在宅医療分野に参画してほしいのは医療関係者だけではない。介護、福祉の分野の従事者はもちろんのこと、行政、IT、ロボット工学等を専門とする人にもどんどん入ってきてもらい、新たな発想を与えてもらえたらと思う。そうやって在宅医療の裾野が広がり、レベルが上がることが、我々のやり甲斐にもつながり、何よりも患者さんの救いになると考えている。

この本を書いた目的はもう1つある。これはおそらく在宅医療に関する類書にない特徴と思うのだが、私は日本で「往診」という業が確立することを願っている。

往診は在宅医療の１つの提供手段である。往診の特徴は、計画的でなく急に患者から呼ばれることである。

急な病態の変化や時には外傷を伴うこともあり、それは救急医療と重なる部分もある。患者や家族等からの要請に基づいて出動し、急性期の病態に対応する体制として最近件数が増えてきているのが、ドクターヘリによる搬送である。ヘリコプターで患者のいる現場に向かい、その場で治療を始める。ドクターカーによってこれを行う試みも増えている。

これらは主として急な心臓疾患や脳血管疾患、重症外傷をはじめとする高次な救急の分野で成果を上げている。まさに動く救命救急センターである。

私が扱っているのは主として初期救急から二次救急の領域である。箱バンの救急車を走らせることによって、町医者の診察室での急患対応を患者宅（時には店や路上）に移動させて診療している。時折、高度な処置を要する患者を見つけた場合には、救急搬送につなげている。

その仕事を私は本書で「往診屋」と称したのだが、この業が、地域医療の隙間を埋めるための最適解の一つだと信じている。本書に批判も含めたご意見をいただき、「往診」についての議論が深まるとたいへんうれしい。

往診医になるという私の決断を受け入れ、たくさんの苦労をかけてもそばで力になってくれている妻や子どもがいなければ、今の私の仕事も、もちろんこの本もなかった。ありがとう。感謝してもしきれない。

最後に私を指導してくれた、さくら診療所の吉田 修先生をはじめ多くの先生方、これまで出会ってきた患者さんやその家族の皆さん、いつも私を支えてくれるよしのがわ往診診療所のスタッフ、地域の医療、介護、福祉関係者の皆さんにこの場を借りて心からのお礼を伝えさせていただき、本書を締めたい。

渡部 豪（わたなべ・たけし）

1994年徳島大学医学部卒業後、厚生省（現：厚生労働省）入省。2000年徳島県立中央病院にて臨床研修医、2003年さくら診療所（徳島県吉野川市山川町）にて勤務。ホウエツ病院勤務を経て、2014年吉野川市にて往診を専門に掲げたよしのがわ往診診療所を開業。

本書についての
ご意見・ご感想はコチラ

往診屋

地域の患者の人生を診る 365 日

2024 年 3 月 18 日　第 1 刷発行

著　者　　渡部 豪
発行人　　久保田貴幸

発行元　　株式会社 幻冬舎メディアコンサルティング
〒151-0051　東京都渋谷区千駄ヶ谷4-9-7
電話　03-5411-6440（編集）

発売元　　株式会社 幻冬舎
〒151-0051　東京都渋谷区千駄ヶ谷4-9-7
電話　03-5411-6222（営業）

印刷・製本　中央精版印刷株式会社
装　丁　　立石 愛
写　真　　田島雄一

検印廃止

Printed in Japan
ISBN 978-4-344-94779-5 C0047
幻冬舎メディアコンサルティングＨＰ
https://www.gentosha-mc.com/